Atlas of Eyelid and Conjunctival Tumor
眼瞼・結膜腫瘍アトラス

Atlas of Eyelid and Conjunctival Tumor
眼瞼・結膜腫瘍アトラス

後藤 浩
Hiroshi GOTO

東京医科大学 臨床医学系 眼科学分野・教授
Professor, Department of Ophthalmology
Tokyo Medical University

医学書院

眼瞼・結膜腫瘍アトラス		
発　　行	2017年10月1日　第1版第1刷Ⓒ	
	2019年9月1日　第1版第3刷	
著　者	後藤　浩	
発行者	株式会社　医学書院	
	代表取締役　金原　俊	
	〒113-8719　東京都文京区本郷 1-28-23	
	電話　03-3817-5600（社内案内）	
印刷・製本	三美印刷	

本書の複製権・翻訳権・上映権・譲渡権・貸与権・公衆送信権（送信可能化権を含む）は株式会社医学書院が保有します．

ISBN978-4-260-03222-3

本書を無断で複製する行為（複写，スキャン，デジタルデータ化など）は，「私的使用のための複製」など著作権法上の限られた例外を除き禁じられています．大学，病院，診療所，企業などにおいて，業務上使用する目的（診療，研究活動を含む）で上記の行為を行うことは，その使用範囲が内部的であっても，私的使用には該当せず，違法です．また私的使用に該当する場合であっても，代行業者等の第三者に依頼して上記の行為を行うことは違法となります．

JCOPY〈出版者著作権管理機構　委託出版物〉
本書の無断複製は著作権法上での例外を除き禁じられています．複製される場合は，そのつど事前に，出版者著作権管理機構（電話 03-5244-5088, FAX 03-5244-5089, info@jcopy.or.jp）の許諾を得てください．

序

　臨床の最前線で診療をされているご開業中の先生も，大学病院などの基幹施設に勤務されているベテランの先生も，よほど奇特な方や特殊な環境にないかぎり，日常の眼科診療で眼腫瘍を診る機会は限られていると思います．

　眼腫瘍の臨床で最も大切なことは，視診に基づいた臨床診断ですが，その診断精度は過去の経験に大きく依存します．したがって，それまで一度も目にしたこともない腫瘍を肉眼的所見から診断しようとしても，そこには自ずと限界があると言わざるを得ません．

　そこで，多くの先生に眼瞼と結膜にみられる腫瘍をパターン別に「疑似体験」していただくことを目的に，本アトラスを出版させていただくことにしました．

　眼腫瘍のアトラスといえば，世界の眼腫瘍学の頂点に君臨する Wills Eye Hospital の Jerry Shields, Carol Shields 夫妻の執筆による不朽の名著（アトラス）があります．同書はすでに数回にわたり改訂版も出版され，このアトラスを上回る眼腫瘍の教科書はこの地球上にはありません．ただし，肌や瞳の色が日常診療で遭遇する症例とはかけ離れているなど，われわれにとってはややリアリティに欠けるところが難点ではあります．何よりも解説文は当然，英語です．

　本書は，比較的まれではあるものの，日常診療で遭遇する可能性は決してゼロではない眼瞼腫瘍と結膜腫瘍に焦点を絞り，個々の疾患について可能なかぎりの写真を掲載し，良性・悪性を問わず，そのバリエーションを共有していただくことを最大の目標に据えました．また，各腫瘍の本質を理解していただくうえで参考になると思われる病理組織像についても，簡潔に紹介してあります．

　本アトラスを通じて眼瞼ならびに結膜の腫瘍性病変に対する苦手意識が少しでも払拭され，多くの先生に自信をもって臨床診断ができるようになっていただければ幸いです．

　本アトラスに使用されている写真はほぼ例外なく，東京医科大学病院眼科の視能訓練士兼フォトグラファーである水澤　剛氏によるものであり，彼の長年にわたる尽力に深甚なる謝意を表します．また，チーム発足からちょうど10年目を迎えた東京医科大学眼科眼腫瘍グループの諸氏に感謝します．何よりも日ごろ，眼腫瘍をご紹介いただいている諸先生方に，この場を借りて御礼申し上げます．

　最後になりますが，本アトラスの出版に向けて多くのご助言をいただいた医学書院の方々に感謝申し上げます．

2017年9月

後藤　浩

目次

第1部 眼瞼腫瘍

眼瞼腫瘍の診かたのコツ ……………………………………………………………… 2

良性腫瘍
母斑 ……………………………………………………………………………………… 6
脂漏性角化症 …………………………………………………………………………… 11
ケラトアカントーマ（角化棘細胞腫） ……………………………………………… 16
嚢胞性腫瘍 ……………………………………………………………………………… 19
毛包系腫瘍 ……………………………………………………………………………… 23
汗腺系腫瘍 ……………………………………………………………………………… 26
脂腺過形成 ……………………………………………………………………………… 29
黄色腫（黄色板症） …………………………………………………………………… 31
血管腫 …………………………………………………………………………………… 32
神経線維腫 ……………………………………………………………………………… 36
線維腫 …………………………………………………………………………………… 38
多形腺腫 ………………………………………………………………………………… 39
IgG4関連眼疾患 ………………………………………………………………………… 40

悪性腫瘍
基底細胞癌 ……………………………………………………………………………… 42
脂腺癌 …………………………………………………………………………………… 51
扁平上皮癌 ……………………………………………………………………………… 61
悪性リンパ腫 …………………………………………………………………………… 63
Merkel細胞癌 …………………………………………………………………………… 66

鑑別疾患
霰粒腫 …………………………………………………………………………………… 68
膿瘍 ……………………………………………………………………………………… 73
涙小管炎 ………………………………………………………………………………… 74
眼瞼外反 ………………………………………………………………………………… 76
伝染性軟属腫 …………………………………………………………………………… 77
サルコイドーシス ……………………………………………………………………… 78
アミロイドーシス ……………………………………………………………………… 79

第2部 結膜腫瘍

結膜腫瘍の診かたのコツ 82

良性腫瘍
結膜母斑 87
原発性後天性結膜メラノーシス 96
眼メラノサイトーシス 98
輪部デルモイド 99
デルモリポーマ（リポデルモイド） 101
乳頭腫 103
結膜囊胞 106
涙腺導管囊胞（涙腺囊胞） 109
マイボーム腺角質囊胞 111
血管腫 113
リンパ管腫 115
反応性リンパ組織過形成 116
脂腺過形成 118
神経線維腫 121
神経鞘腫 122
粘液腫 123
黄色腫 124
骨性分離腫 125

悪性腫瘍
悪性リンパ腫 126
上皮内癌，扁平上皮癌 132
悪性黒色腫（メラノーマ） 138
Kaposi肉腫 144

鑑別疾患
化膿性肉芽腫 145
リンパ管拡張症 147
球結膜浮腫 148
眼窩脂肪ヘルニア 150
肉芽腫 152
アミロイドーシス 153
睫毛による涙腺導管炎 154
石灰化強膜プラーク 155
結節性強膜炎 156

| 参考文献 | 157 |
| 索引 | 159 |

ひとり言

- 手術の適応　10
- 診断に苦慮することも多い脂漏性角化症　15
- 臨床診断の醍醐味　18
- 治療のタイミング　22
- 注意しなくてはならない類表皮囊胞の治療　22
- 理解しづらい汗腺由来の腫瘍　28
- 難しい神経線維腫症への対応　37
- なぜ，こんなになるまで……　62
- 繰り返します！　病理検査の重要性　65
- 奥が深い霰粒腫　72
- 結膜母斑の治療の適応とタイミング　95
- 悩ましいデルモリポーマの治療　102
- 結膜囊胞の治療　108
- 眼腫瘍の臨床診断における1つの関門　120
- 同時に多発する悪性転化　143
- たかが結膜浮腫，されど浮腫　149

装丁　糟谷一穂

第 1 部

眼瞼腫瘍

眼瞼腫瘍の診かたのコツ

I 疾患の頻度を把握しておく

　眼瞼に限らず，腫瘍には良性・悪性を含めさまざまな，また膨大な数の疾患がある．しかし，日常診療で，あるいは眼科医としての一生の中で実際に経験するであろう腫瘍の種類は限られている．したがって，まずは症例として数の多い腫瘍を把握しておくことが，効率よく診断していくうえで大切となる．

1. 良性腫瘍

　良性腫瘍はあえて治療の対象とならないことも多く，仮に切除術・摘出術が行われたとしても全例で病理組織検査が実施されるわけではないので，各腫瘍の正確な頻度を明らかにすることは困難である．しかし，そのような背景があったとしても，母斑と脂漏性角化症が2大良性眼瞼腫瘍であることに疑いはない．症例数としては母斑のほうが多いはずであるが，治療の対象となると脂漏性角化症は母斑と同等，あるいはそれ以上となる可能性もある．その他，治療を行うか否かは別として，症例として多いのは，黄色腫，血管腫，表皮様嚢胞（エピデルモイド），類皮嚢胞（デルモイド），汗腺由来の腫瘍，ケラトアカントーマ（角化棘細胞腫），毛母腫（石灰化上皮腫）などである．ここに挙げた腫瘍をすべて合わせると，良性眼瞼腫瘍全体の8〜9割を占めると考えられるので，まずはこれらの特徴を押さえておきたい．

　表1は東京医科大学眼科で外科的治療とともに病理組織学的検索が行われ，確定診断が得られた良性眼瞼腫瘍の統計である．繰り返しになるが，良性腫瘍は必ずしも外科的切除や摘出の適応とはならないことも多く，仮に手術を行っても全例に対して病理組織学的検索が行われているともかぎらないため，ここに掲げた数字はあくまでも良性眼瞼腫瘍の頻度に関する目安にすぎない．

2. 悪性腫瘍

　悪性腫瘍はほぼ例外なく病理組織学的検索が行われることから，これまでに国内外で報告されてきた臨床統計報告が，そのまま疫学的な実態を反映していると思われる．すなわち，わが国では基底細胞癌と脂腺癌が2大悪性眼瞼腫瘍として多くを占め，次いで頻度としてはかなり低くなるが扁平上皮癌，悪性リンパ腫，Merkel細胞癌，悪性黒色腫などが続く．換言すれば，これらを除いた悪性腫瘍はきわめてまれということになる．欧米諸国と比較して，わが国では脂腺癌が多くみられる点は大きな特徴である．眼瞼の脂腺癌は悪性度が高いことに加え，臨床的に霰粒腫や眼瞼結膜炎などと誤診されやすいことから，診断には十分に留意する必要がある．

　表2は東京医科大学眼科で外科的治療とともに病理組織学的検索が行われ，確定診断が得られた悪性眼瞼腫瘍の統計である．最近はほぼ毎年，脂腺癌が最多を占めている．ただし，基底細胞癌は一般に進行が緩徐で，中には年余にわたって大きな変化がみられないこともあるため，診断の機会を逸している症例もかなり存在している可能性がある．加えて超高齢者，あるいは認知症などの症例に基底細胞癌が発生した場合には，腫瘍の存在は明らかであっても，進行が遅いことも相まって医療機関を受診することなく放置されているケースがあることも推定される．よって真の疾患頻度については不明な点も残されている．

表1	良性眼瞼腫瘍の統計		
• 母斑	264例	• 表皮様嚢胞・類皮嚢胞	13例
• 脂漏性角化症	193例	• 脂腺過形成	12例
• 嚢胞	178例	• ケラトアカントーマ	8例
• 黄色腫	37例	• 毛母腫(石灰化上皮腫)	5例
• 血管腫	28例	• 多形腺腫	5例
• 線維腫	14例	• 孤立性神経線維腫	4例

- 上記はあくまでも病理組織学的検索を行った良性腫瘍の総数である.
- 上記以外の良性眼瞼腫瘍も存在するが,総数が不明のため,疾患別の頻度(%)は表示していない.
- 霰粒腫は統計に含めていない.

〔東京医科大学眼科 1994〜2016年〕

表2	悪性眼瞼腫瘍の統計(299例)		
• 脂腺癌	120例	• Merkel細胞癌	8例
• 基底細胞癌	104例	• 悪性黒色腫	4例
• 扁平上皮癌	31例	• 転移性眼瞼腫瘍	3例
• 悪性リンパ腫	21例	• その他	8例

- 扁平上皮癌は主病変が眼瞼皮膚側に認められた症例の合計であり,瞼結膜に病変が存在している症例も含まれる.
- 悪性リンパ腫は主病変が眼窩隔膜より前方に存在し,眼瞼皮膚側からの生検によって診断が確定した症例の合計である.

〔東京医科大学眼科 1994〜2016年〕

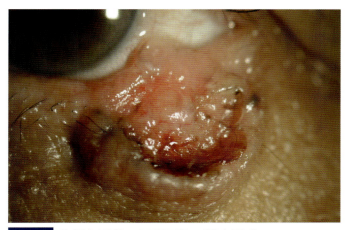

図1 複雑な形状,辺縁不整,潰瘍形成

- 形状が複雑かつ辺縁が不整で,潰瘍を伴っており,悪性腫瘍としての特徴を数多く満たしている症例(基底細胞癌)

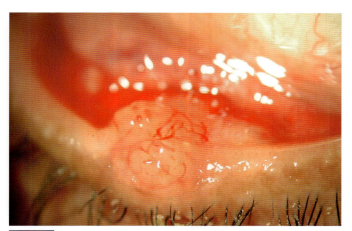

図2 不規則な走行かつ口径不同の血管

- 不整形の結節性病変の表層に,不規則な走行を示す口径不同の血管が観察される(脂腺癌)

II 良性と悪性の見分け方

1. 悪性眼瞼腫瘍の好発年齢

良性腫瘍と悪性腫瘍を鑑別するうえで,腫瘍発生時の患者の年齢は参考となる.たとえば,しばしば霰粒腫との鑑別が問題となる脂腺癌は一般に高齢者に多くみられるのに対して,霰粒腫は若年者〜高齢者まで幅広く生じる可能性がある.基底細胞癌は青壮年期にもみられるが,一般的には高齢者に多くみられる腫瘍である.

参考までに自験例における主な悪性眼瞼腫瘍の診断確定時の平均年齢は,基底細胞癌:72.6歳(31〜93歳,n=104),脂腺癌:70.1歳(31〜96歳,n=120),扁平上皮癌:62.6歳(32〜85歳,n=31),悪性リンパ腫:70.9歳(39〜87歳,n=21)であった(表2).

2. 悪性眼瞼腫瘍を疑う肉眼所見上の特徴

肉眼所見から悪性の可能性を疑う特徴としては,以下のような項目が挙げられる.

① 眼瞼あるいは眼瞼縁にみられる結節性の隆起性病変で,形状が複雑かつ辺縁が不整で,表面に凹凸や潰瘍を伴っている(図1).
② 腫瘍の表層に,不規則に拡張・蛇行した血管が観察される(図2).血管の走行が一定でないことも特徴の1つである.まれに出血を伴うことがある.

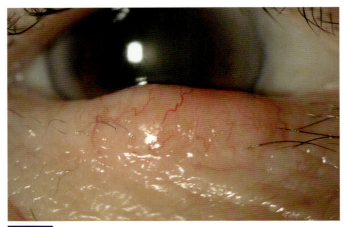

図3 睫毛の脱落
- 眼瞼縁の結節性腫瘤の部位に一致して睫毛が脱落している（脂腺癌）

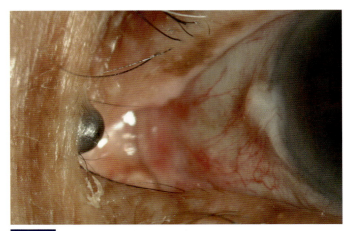

図4 非典型的な基底細胞癌
- 表面が平滑で境界も明瞭な内眼角の半球状腫瘤

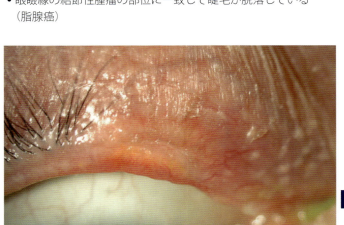

図5 霰粒腫
- 上眼瞼縁に黄色調の変化と血管の拡張が観察され，その部分に一致して睫毛も脱落していることから，脂腺癌なども考慮すべき症例

③眼瞼縁に発生した場合は，その部分に一致して睫毛が脱落している（図3）．

ただし，悪性であったとしても，これら①〜③の特徴を常に備えているとは限らず，例外があることにも留意しなくてはならない．たとえば，基底細胞癌の中には隆起性病変を形成せずに真皮側に向かって奥深く浸潤しながら進行していくものがある．脂腺癌も明らかな結節性病変を形成することなく，結膜や眼瞼の慢性炎症を思わせる発赤や腫脹，肥厚が主たる所見となることがある．表面が平滑な結節性病変であっても，悪性腫瘍を否定できない場合もある（図4）．良性腫瘍から出血することもあれば，血管の拡張や蛇行を伴う炎症性疾患，睫毛の脱落を伴う悪性腫瘍以外の疾患もある（図5）．

眼瞼腫瘍の臨床診断は視診，すなわち肉眼所見や細隙灯顕微鏡から得られる情報が診断の拠り所となるが，良性・悪性それぞれの可能性を考え，場合によっては炎症などの非腫瘍性疾患も念頭に置きながら臨床経過を踏まえて総合的に判断し，必要に応じて病理組織学的検索，すなわち生検を計画することになる．

3. 診断に重要な経時的観察と記録

原則として悪性眼瞼腫瘍は一定の時間経過とともに病変が拡大していく．ただし，基底細胞癌のようにきわめて緩徐に大きくなっていく，あるいは年余にわたって大きさに変化がみられない悪性腫瘍もある．反対にケラトアカントーマ（角化棘細胞腫）のように，数か月の間に急速に大きくなっていく良性腫瘍も存在する．いずれにしても腫瘍の大きさや性状の変化を客観的に評価し，また記録しておくことが重要であり，そのためにも写真撮影による記録と保存はきわめて大切である．とくに悪性腫瘍が疑われる場合には，必ず初診時に写真に

撮って記録を残しておくべきである．前眼部撮影用の特殊な撮影機器などを用いなくても，デジタルカメラの接写機能などを活用すれば十分に質の高い記録を残すことが可能であり，のちに他施設に紹介するときなどにも大いに役立つ．

III 根治治療？ 生検？ それとも直ちに紹介？

　臨床的に良性の可能性が高い眼瞼腫瘍に対して外科的治療を行う際には，一期的に腫瘍を全摘出することを原則とする．一方，悪性が疑われる場合には一期的に腫瘍の全摘出を目指す場合と，まずは生検にとどめ，病理組織学的に診断を確定したのちに改めて全摘出や他の治療法を検討する場合がある．

1. 全摘出を行う際の原則

　良性腫瘍の場合は原則として腫瘍のみを必要最小限の範囲で切除し，周囲組織をできるだけ温存するように努める．悪性腫瘍の場合には腫瘍周囲の一見正常と思われる組織（安全域 safety margin）とともに切除する．安全域の幅については腫瘍の悪性度によっても異なり，基底細胞癌では 2〜3 mm 以上，脂腺癌や扁平上皮癌のように悪性度の高い腫瘍では 3〜5 mm 以上の確保が望ましい．いずれにしても切除断端における腫瘍の取り残しを避けなくてはならないため，可能な限り術中の迅速病理診断などに基づいて腫瘍の完全切除を目指す．切除された腫瘍組織には適宜，印をつけ（マーキング），病理診断医にも耳側と鼻側，上方と下方などのオリエンテーションが理解できるようにして，診断依頼書にこれらの情報を反映させるようにする．

2. 生検を行う際の注意点

　臨床的に悪性眼瞼腫瘍を疑って生検を行う場合，遠慮がちに病変の表層だけを切除して検体として提出することは避けなければならない．腫瘍の表層のみを採取して生検材料として提出してしまうと，その中に肝心の腫瘍細胞が含まれず，誤った診断結果となってしまうおそれがあるためである．すなわち，生検の際は目的とする腫瘍組織に対してある程度，深部までメスや剪刀を進め，一定量以上の組織を採取する必要がある．また，小さな生検材料を鑷子などで強く把持すると，アーチファクトによって組織学的な評価が困難となり，やはり正しい診断が得られない可能性が出てくる．診断に耐えうる適切な組織の採取と，検体に対する繊細な取り扱いを心がけたい．

3. 紹介が望ましいケース

　良性腫瘍か，それとも悪性腫瘍なのか，その判断をしかねる症例については然るべき施設に直ちに紹介したほうが無難であろう．また，良性・悪性を問わず，外科的治療を行わない施設であれば紹介する以外にないが，良性腫瘍であることが明白で，あえて治療は希望しないという場合には無論，紹介の必要はない．

　悪性腫瘍が強く疑われる場合，生検まではどの施設で行っても問題はないが，病理組織学的に確定診断を得るためには通常のヘマトキシリン-エオジン（HE）染色による評価のみでは不十分な疾患もある．また，生検によって病巣がほぼ取り切れてしまうと，元々，どこにどのような病変が存在したのかまったくわからなくなってしまうことがあり，根治治療を依頼される紹介先の医療機関としては治療計画を立てにくくなることがしばしばある．

　最後まで治療を完遂する予定がなければ，あえて生検はせずにはじめから紹介先にまかせてしまうほうが望ましい事例は案外多い．悪性腫瘍が疑われ，なおかつ生検方法や染色方法も含め，適切な病理組織検査が実施しにくい状況であるならば，やはりはじめから紹介先にまかせるほうがよいと考える．

良性腫瘍

母斑
nevus

臨床像
- 眼瞼腫瘍の中でも母斑は最も頻度が高い．
- 狭義には母斑細胞が胞巣状に増殖して腫瘍を形成する母斑細胞性母斑（nevocytic nevus）のことを指す．そのほかにも眼瞼，結膜，強膜，ぶどう膜組織に隆起をきたすことなくメラノサイトが増殖するメラノサイトーシスや，三叉神経第1〜2枝領域に色素の増殖がみられる太田母斑（nevus of Ota）などがある．
- 母斑細胞性母斑は眼瞼縁にみられることが多く，母斑内のメラニン色素の多寡によって外観は黒色，黒褐色，茶色，まだらな茶色などを呈するが，周囲の健常皮膚色とまったく変わらない腫瘍のこともある．年齢にもよるが，色素の多寡に関係なく腫瘍には張りと艶がみられることが多い．
- 睫毛列に沿って生じた母斑には母斑自体にも睫毛がみられ，しかも周囲の睫毛より太くて長いことがある．

ワンポイント病理学
- 組織学的には母斑細胞の局在により，真皮母斑，境界母斑，さらにこの両方が混在した複合母斑に分類される．
- 真皮母斑は母斑細胞が表皮と直接連続せずに真皮内で増殖している．母斑の胞巣内のメラニン色素が多いと臨床的に黒色〜茶褐色となる．メラニン色素は表皮に近いほど多く分布する傾向にある．
- 境界母斑は母斑細胞が表皮と真皮の境界付近に存在し，一般に扁平である．白人では悪性黒色腫（melanoma）への移行がしばしば問題となるが，黄色人種ではまれである．

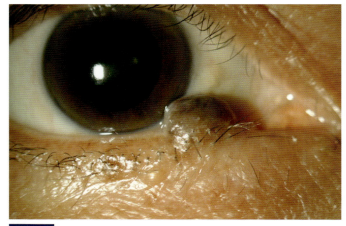

症例1 母斑
- 下眼瞼縁に生じた茶褐色で表面平滑な腫瘍

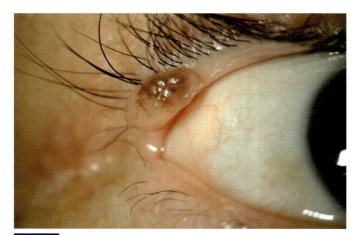

症例2 母斑
- 上眼瞼縁に生じた，まだらな色素沈着を伴った光沢のある腫瘍

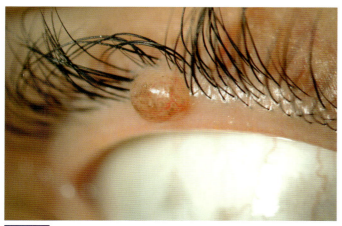

症例3　母斑
- 上眼瞼縁に生じた，表層に顆粒状の色素と血管を有する腫瘤

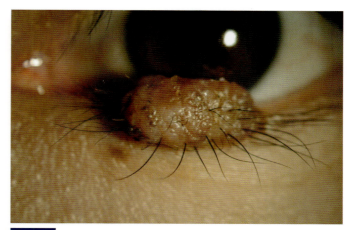

症例4　母斑
- 下眼瞼縁に生じた，小結節状の突起を有する茶褐色の腫瘤
- 腫瘤の下端に沿って睫毛が生えている

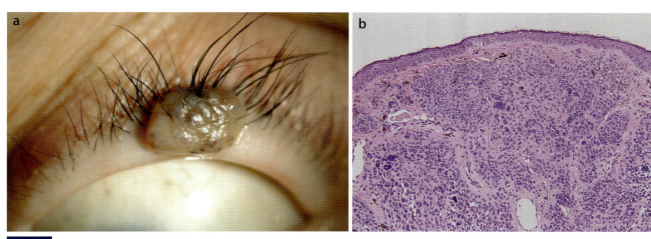

症例5　母斑
a：上眼瞼縁に生じた，小結節状の突起を有する茶褐色の腫瘤．腫瘤からは周囲よりも長くて太い睫毛が生えている．
b：病理組織像．母斑細胞からなる細胞の集塊が表皮とは連続せずに胞巣状に増殖している（真皮母斑）．表皮側に近い部分にメラニン色素が散在している．

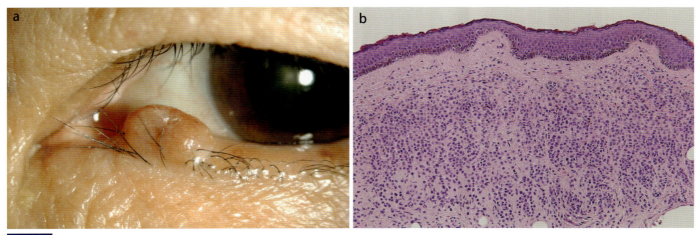

症例6　母斑
a：下眼瞼縁に生じた，色素に乏しい光沢のある腫瘤．腫瘤の辺縁からわずかに睫毛が生えている．
b：病理組織像．メラニン色素を含まない母斑細胞からなる細胞の集塊が胞巣状に増殖している（真皮母斑）．表皮の基底層にあるメラニン細胞には色素がみられる．

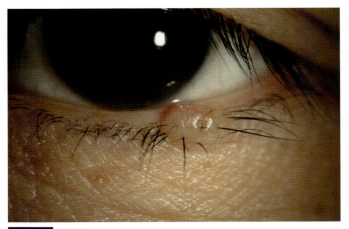

症例7　母斑
- 下眼瞼縁に生じた無色素性の腫瘤
- 腫瘤からまばらに睫毛が生えている

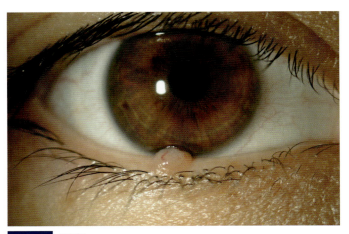

症例8　母斑
- 下眼瞼縁に生じた無色素性の小さな腫瘤
- 睫毛列より瞼結膜側に生じているため，睫毛は生えていない

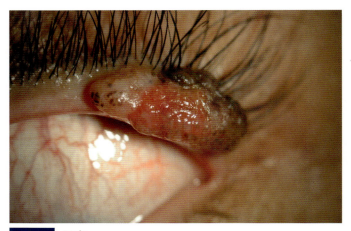

症例9　母斑
- 上眼瞼縁の睫毛列の内側に生じた，不規則な色素沈着とびらんを伴った腫瘤

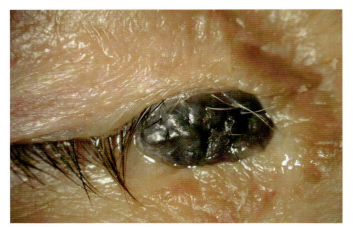

症例10　母斑
- 内眼角に生じた黒色の境界明瞭な腫瘤
- 表層に凹凸がみられ，辺縁には短い睫毛が生えている

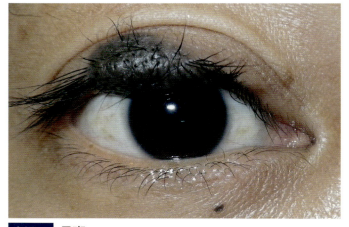

症例11　母斑
- 上眼瞼に生じた漆黒の大きな腫瘤
- 腫瘤のいたるところから睫毛が不規則に生えている

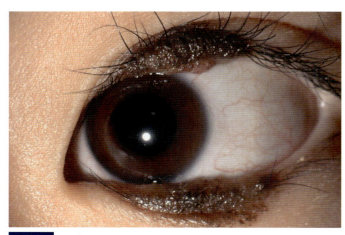

症例12　母斑
- 上下の瞼縁に対称性の色素性腫瘤がみられる（分離母斑）

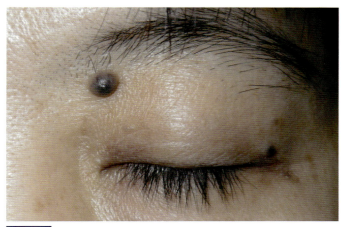

症例 13 母斑
- 眉毛下と上眼瞼耳側にみられる黒褐色で境界明瞭な半球状の腫瘤

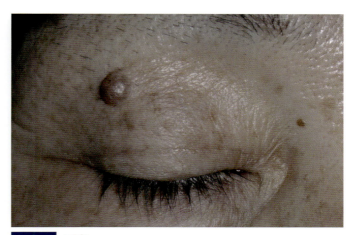

症例 14 母斑
- 上眼瞼にみられる茶褐色で境界明瞭な半球状の腫瘤

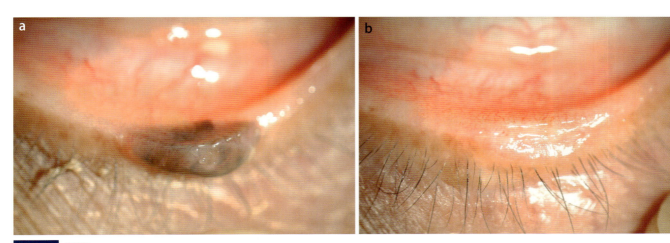

症例 15 母斑
a：下眼瞼縁の茶褐色の小腫瘤．
b：治療後 2 週間の所見．単純切除を行い，開放創のまま約 1 週間，抗菌薬軟膏を塗布した．

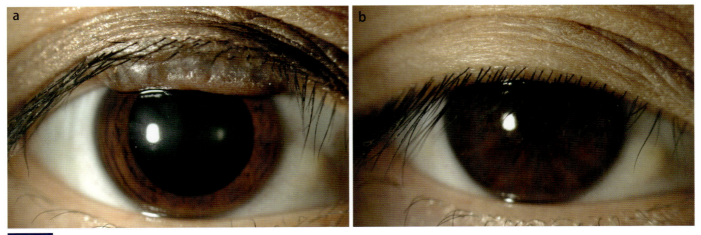

症例 16 母斑
a：上瞼縁に広がる黒褐色の腫瘤
b：睫毛もほぼ生え揃った術後 1 か月の所見．単純切除を行い，開放創のまま約 1 週間，軟膏を塗布した．

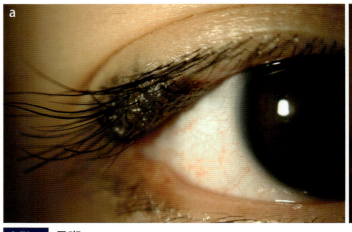
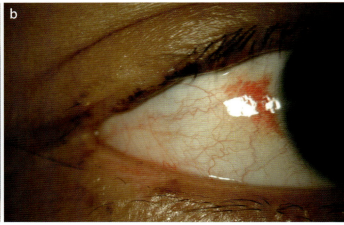

症例17 母斑
a：上眼瞼の睫毛列上にみられる色素の豊富な腫瘤．
b：単純切除後3週間．母斑の存在していた範囲に一致して睫毛は消失している（睫毛喪失については術前に説明済み）．

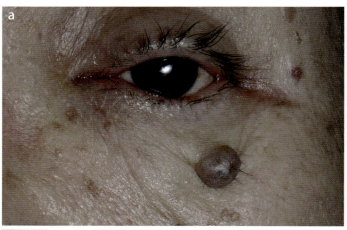
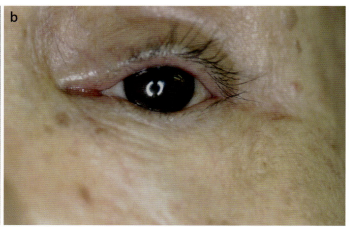

症例18 母斑
a：下眼瞼にみられる茶褐色で境界明瞭な半球状の腫瘤．毛髪が生えている．
b：術後．母斑を含んで紡錘形に皮膚切除と縫合を施行，半年後の所見．

ひとり言　手術の適応

　良性の眼瞼腫瘍，特に母斑のように若いころからごく当たり前のように存在し，大きさを含めた外観もほとんど変らない疾患（？）の場合，治療の適応はいかに決めていくべきであろうか．
　無論，絶対的な正解はないが，たとえば上眼瞼縁にほどほどの大きさの腫瘤があれば，上方視野障害の原因ともなりうるので，これは治療のよい適応となろう．逆に視機能障害はなくても，ご本人がたいそう気にしている場合には，これも十分な手術適応と考える．
　過去に著しい外斜視と視力0.1まで低下した白内障，さらに眼瞼縁の母斑の3つの病態に対して同時に治療を行ったことがある．術後，「60年以上嫌で仕方がなかった瞼のできものを治してくれたことが一番嬉しかった」とのコメントをいただき，少々複雑な思いをしたことがある．自分としてはきっちり正位に戻った眼位のことを最も喜んでいただけると勘違いしていた．ただし，この方に限らず，周囲が思っている以上に本人にとっては悩みの種となっていることもあるので，たとえ眼瞼母斑が主訴で眼科外来を訪れたのではないにしても，そこに母斑を見たならば治る可能性があることは伝えてあげたほうがよいと個人的には感じている．
　ただし，不自由でもない，整容的にもまったく困っていないという方に治療を勧めることだけは慎まねばならないことはいうまでもない．（程度にもよるが）白内障の手術もまた然りである．

良性腫瘍
脂漏性角化症
seborrheic keratosis

臨床像
- 中高年の顔面，頭部，体幹に好発する良性腫瘍で，外科的切除による治療機会が最も多い良性腫瘍である．老人性疣贅（verruca senilis）と呼ばれることもある．
- 境界が明瞭で淡褐色〜黒褐色などのさまざまな色調を呈する腫瘍で，その表面は平滑なこともあれば凹凸を有することもある．形状もドーム状，乳頭状などきわめて多彩であり，単発あるいは多発することもある．表層は角化し，角質が付着していることがある．
- 色調や形状によっては母斑や基底細胞癌などとの鑑別が難しい場合がある．

ワンポイント病理学
- 病理組織像もバラエティに富むが，一般に表層は角質の増生（過角化，hyperkeratosis）とともに上皮の肥厚（acanthosis）がみられ，異型性に乏しい基底細胞様の細胞が均一に増殖している．肥厚した表皮はしばしば乳頭状を呈する．病理組織切片によっては肥厚した上皮の中に角化組織があたかも嚢胞のようにみえる「偽角質嚢胞」がみられる．

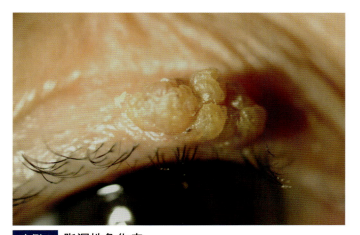

症例1　脂漏性角化症
- 上眼瞼に生じた黄褐色調の多房性腫瘍

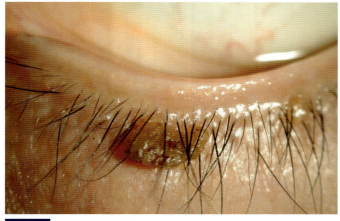

症例2　脂漏性角化症
- 下眼瞼に生じた褐色で凹凸を有する小腫瘍

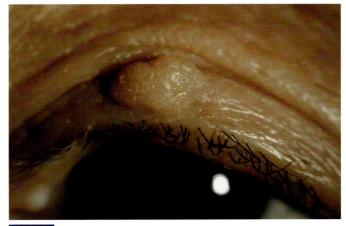

症例3　脂漏性角化症
- 上眼瞼に生じた，表面が比較的平滑な小腫瘍
- 色調は周囲の皮膚と変わらない

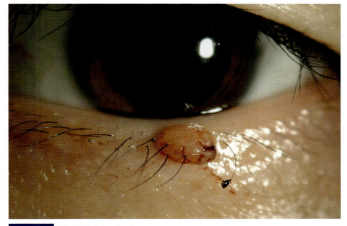

症例4　脂漏性角化症
- 下眼瞼に生じた多房性の小腫瘍
- 擦過などの機械的刺激による出血がみられる

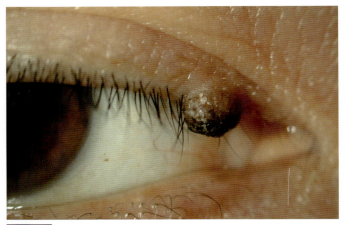

症例 5　脂漏性角化症
- 上眼瞼の涙点付近に生じた，球状で色素を伴った腫瘤

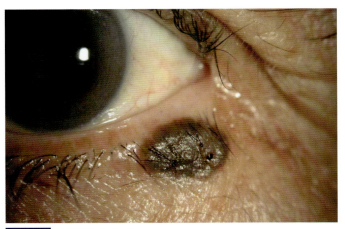

症例 6　脂漏性角化症
- 下眼瞼の境界明瞭な茶褐色の腫瘤
- 睫毛が一部脱落しており，基底細胞癌との鑑別を要する

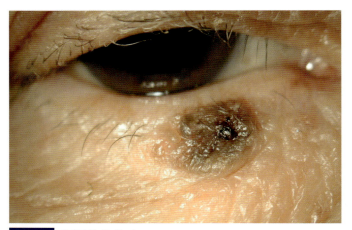

症例 7　脂漏性角化症
- 下眼瞼の色素を伴った扁平な腫瘤
- 睫毛がみられず，境界が不明瞭で凹凸もあり，基底細胞癌との鑑別を要する

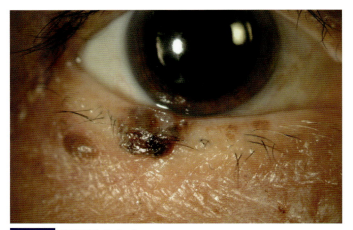

症例 8　脂漏性角化症
- 下眼瞼に生じた，不規則な色素沈着と陥凹（潰瘍），さらに睫毛の脱落を伴った腫瘤
- 基底細胞癌との鑑別が難しい症例

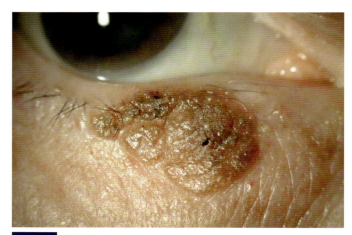

症例 9　脂漏性角化症
- 下眼瞼の大きな褐色調の扁平な病変
- 睫毛が一部，脱落してる

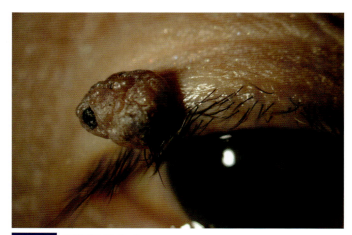

症例 10　脂漏性角化症
- 上眼瞼に生じた硬い腫瘤
- 不規則な色素がみられる

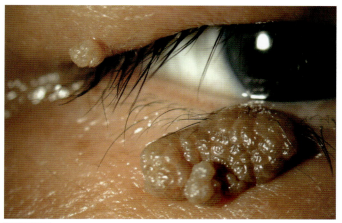

症例 11 脂漏性角化症
- 下眼瞼に生じた凹凸を有する大きな腫瘤と，上眼瞼の小腫瘤
- どちらも脂漏性角化症である
- 40 歳代の症例で，腫瘤表面には光沢がある

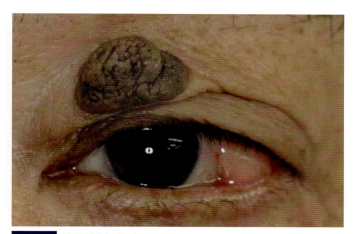

症例 12 脂漏性角化症
- 脳回様の切れ込みを有する，比較的大きな茶褐色腫瘤
- 70 歳代の症例で，腫瘤の表面には光沢がない

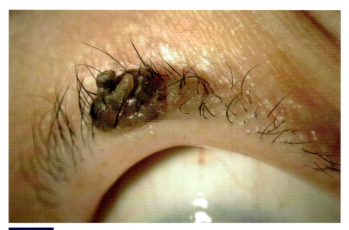

症例 13 脂漏性角化症
- 上眼瞼の睫毛列に生じた，複数の角状の突起（皮角）を有する腫瘤

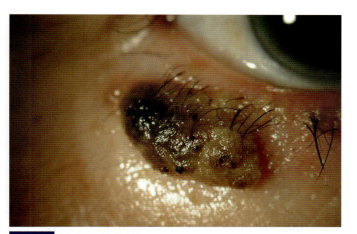

症例 14 脂漏性角化症
- 下眼瞼に生じた，不規則な色素沈着と角化傾向の強い腫瘤

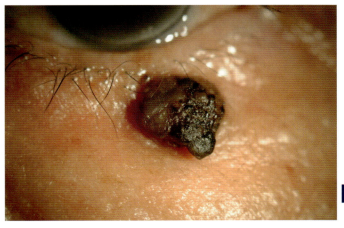

症例 15 脂漏性角化症
- 下眼瞼に生じた，角化傾向が強く，先端に皮角を有する黒褐色腫瘤

良性腫瘍：脂漏性角化症

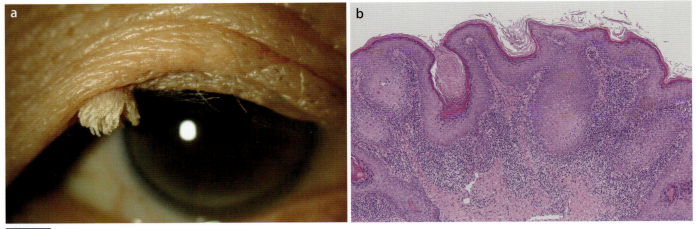

症例16　脂漏性角化症

a：上眼瞼に生じた，多数の細長い角化組織を伴った腫瘤（糸状疣贅）．
b：病理組織像．乳頭状に増殖，肥厚した上皮と過角化がみられる．実質中には炎症細胞の浸潤もみられる．

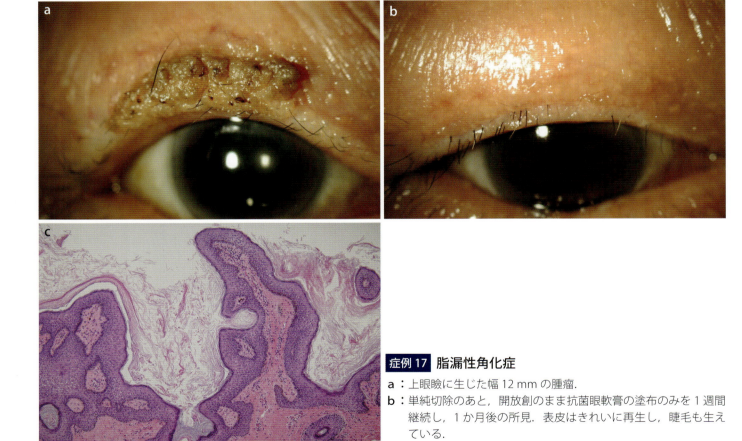

症例17　脂漏性角化症

a：上眼瞼に生じた幅12 mmの腫瘤．
b：単純切除のあと，開放創のまま抗菌眼軟膏の塗布のみを1週間継続し，1か月後の所見．表皮はきれいに再生し，睫毛も生えている．
c：病理組織像．乳頭状に突起した部位には肥厚した上皮がみられ，表層には過角化がみられる．

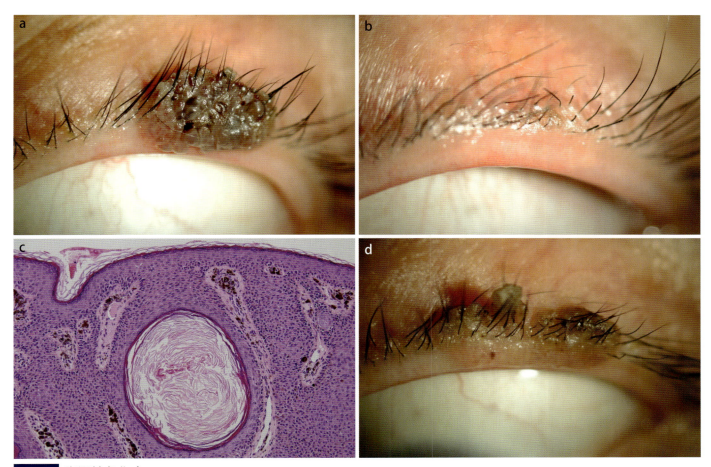

症例18 脂漏性角化症

a：上眼瞼縁に生じた，色素とともに多数の乳頭状の突起を有する腫瘤．一部，fibrovascular core を思わせる血管の芯もみられる．
b：治療後．単純切除のあと，開放創のまま抗菌眼軟膏の塗布を 1 週間継続，3 週間後の所見．
c：病理組織像．表層の角質のほか，肥厚した上皮の中に角質を含んだ偽嚢胞がみられる．間質にはメラニン色素の集簇もみられる．
d：この症例は切除から 4 年後に，このような再発をきたした．

> **ひとり言**
>
> ### 診断に苦慮することも多い脂漏性角化症
>
> 　良性の眼瞼腫瘍の中でも臨床像が最も多彩で，時に診断に苦慮する可能性があるのが，この脂漏性角化症である．
> 　特に**症例7**や**症例8**(☞12頁)などは今振り返ってみても，基底細胞癌との鑑別が難しい症例である．ただし，鑑別すべき疾患が比較的悪性度の低い基底細胞癌であるならば，まずは生検，あるいは治療を兼ねた切除生検(excisional biopsy)にとどめておくことが，過剰な治療を避けるうえでも大切であろう．

良性腫瘍

ケラトアカントーマ（角化棘細胞腫）
keratoacanthoma

臨床像
- 顔面に好発する良性腫瘍であるが，扁平上皮癌の亜型ととらえる考えもある．数週の間に拡大していき，その後，自然に脱落していくことが多い．高齢者にみられる増殖速度の速い腫瘍のため，悪性腫瘍と誤診されがちである．
- 結節状の腫瘍の中央部は陥凹しており，角質（ケラチン）で満たされている．この角質が垂直方向に増殖すると硬い角のようになり，皮角（cutaneous horn）と呼ばれる．
- ケラトアカントーマが多発してみられる場合，他臓器における悪性腫瘍の併発に留意する必要があるとされる．

ワンポイント病理学
- 異常角化（dyskeratosis）を伴った上皮が肥厚し（acanthosis），腫瘍の中央部には過角化（hyperkeratosis）がみられる．
- 腫瘍の基底部は丸みがあり，異常増殖した細胞が基底膜を越えて皮下に浸潤していくことはない．

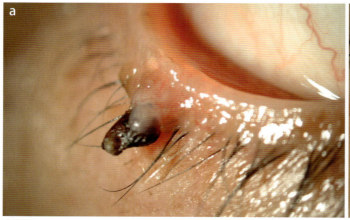
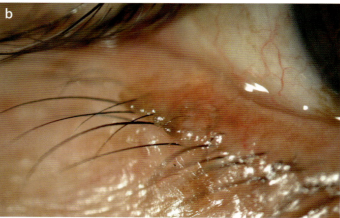

症例1 ケラトアカントーマ（角化棘細胞腫）
a：過角化による，いわゆる皮角を伴った瞼縁の腫瘤．
b：1か月後．腫瘤の根部は一部残存しているが，大部分は自然脱落している．

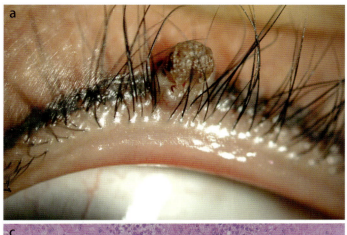
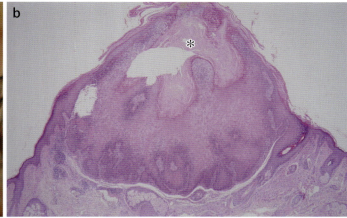
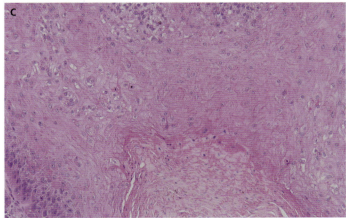

> **症例 2** ケラトアカントーマ（角化棘細胞腫）
>
> a：上眼瞼の睫毛列上に発生．桑実様に角化し，突出した硬い腫瘤（睫毛列の黒いラインは入れ墨）．
> b：病理組織像（弱拡大）．表皮の肥厚と中央部に角質の増殖（過角化）（＊）を伴った腫瘤．基底部は半円状に丸みを帯びて陥凹している．
> c：病理組織像（強拡大）．腫瘍の基底部付近．異常角化を伴う表皮細胞がみられる．

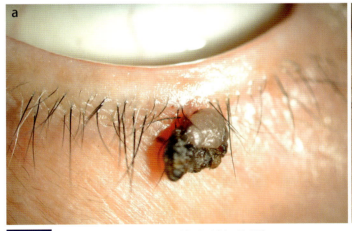
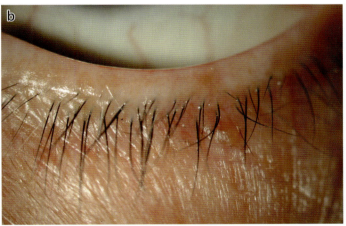

> **症例 3** ケラトアカントーマ（角化棘細胞腫）
>
> a：角化が著しく，今にも脱落しそうである．
> b：2 週間後．腫瘤は完全に消失している．

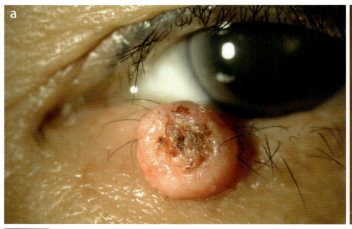 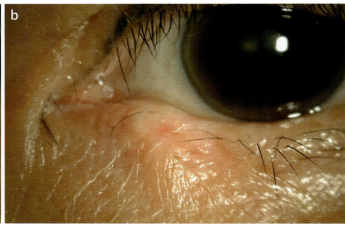

症例4 ケラトアカントーマ（角化棘細胞腫）
a：下眼瞼に生じたやや大型の円形腫瘤．陥凹した中央部に角質がみられる．
b：治療後．単純切除により腫瘤は消失し，創部は表皮に覆われている．

ひとり言

臨床診断の醍醐味

　ケラトアカントーマは不思議な腫瘍である．短期間で増殖していく様子は悪性腫瘍そのものであり，病理組織学的にもそれなりに異形成を伴った細胞がみられ，扁平上皮癌との異同が問題となることもある．ただし，その多くは数か月単位で勝手に縮小，脱落していく経過をたどる．このような経緯を患者さん自身が認識している場合もあり，「指で触っていたら，ポロリと取れた」といった病歴を繰り返しているケースも散見される．もちろん，**症例4**のように切除して早く治してしまう考えもある．

　いずれにしても自信をもってこの疾患を臨床診断できるとなると，「まずは様子をみましょう」「そのうち自然に治ってしまうかもしれませんよ」といった説明も可能となる．実際そのような経過をたどった場合には患者さんに喜んでいただけることはもちろんのこと，切らずに治したことにもなり，臨床医としてささやかな喜びを味わうことのできる不思議な疾患である．

良性腫瘍

囊胞性腫瘍
cystic tumor

類表皮囊胞（表皮様囊胞）
epidermal cyst (epidermoid cyst)

 臨床像
- 眼瞼の皮下にみられる硬結で，臨床的に霰粒腫との鑑別を要することがある．類表皮囊胞は瞼板との連続性はないので，可動性があり，この点は霰粒腫と異なる．粉瘤(atheroma)とも呼ばれる．
- 表皮との位置関係によって外観は皮膚の色そのものである場合と，薄い表皮を通して透明感のある灰白色にみえることがある．
- 囊胞の大きさが小さい場合は稗粒腫(milium)と呼ばれ，多発することが多い．
- 皮膚の外傷などを契機に表皮や皮膚付属器の基底細胞が真皮内に迷入して生じる場合もあり，この場合は表皮封入囊胞(epidermal inclusion cyst)と呼ばれる．

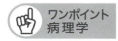 ワンポイント病理学
- 囊胞壁は角化した重層扁平上皮から構成される．通常，囊胞内には角質が充満している．類皮囊胞と異なり，囊胞壁に脂腺や毛髪などの皮膚付属器はみられない．

類皮囊胞
dermoid cyst

 臨床像
- 囊胞壁が皮膚様の組織からなる囊胞で，皮下にわずかに可動性のある類円形の腫瘤として触知される．乳幼児期～小児期に発見されることが多いが，成人～中高年以降に診断されることもある．
- 胎生期に外胚葉組織が皮下に陥入して発生すると考えられている．

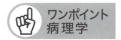 ワンポイント病理学
- 囊胞壁は表皮様囊胞と同様，角化重層扁平上皮からなるが，類皮囊胞では囊胞壁に皮膚付属器，すなわち脂腺，汗腺，毛包などがみられる．囊胞内部には角質が充満している．

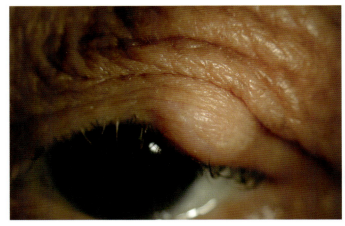

症例1　類表皮囊胞
- 上眼瞼皮下の可動性を有する硬結
- 色調は周囲の皮膚と同じである

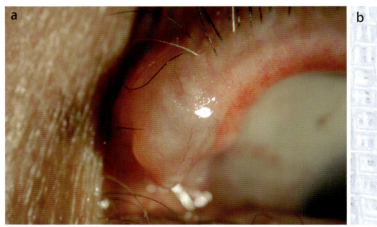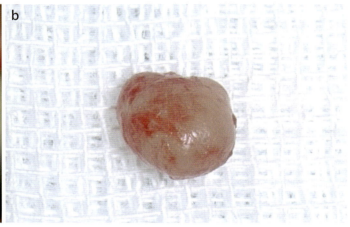

症例2　類表皮囊胞
a：上眼瞼縁に生じた，やや透明感のある囊胞様腫瘤．
b：摘出組織．被膜に包まれた囊胞のマクロ所見．

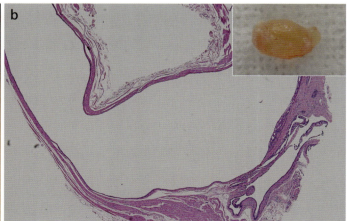

症例3　類表皮囊胞
a：下眼瞼皮下の可動性のある硬結．やや灰白色調を呈している．
b：病理組織像．囊胞壁は表皮細胞からなる．マクロ所見（右上）．

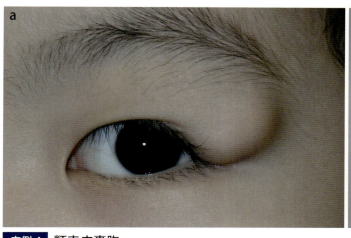
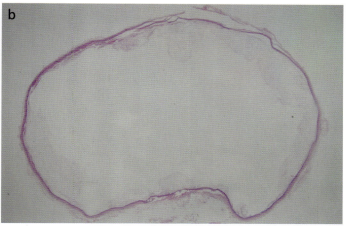

症例4　類表皮囊胞

a：上眼瞼外側皮下の，可動性のある円形腫瘤．
b：病理組織像．囊胞壁は角化重層扁平上皮からなる．脂腺や毛髪はみられない．

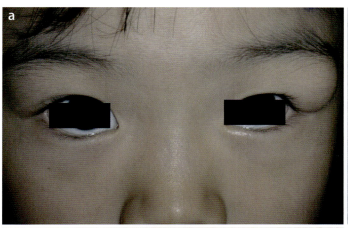
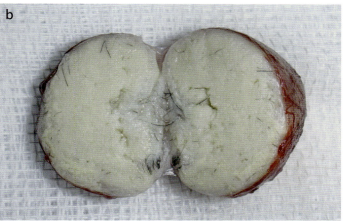
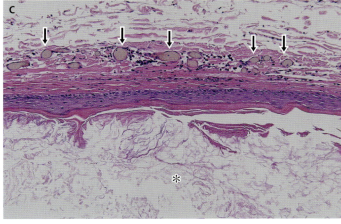

症例5　類皮囊胞

a：左上眼瞼外側皮下の，可動性のある円形腫瘤．
b：摘出組織．腫瘤に割を入れると，被膜に包まれた腫瘤の内部に多数の毛髪が観察される．
c：病理組織像．囊胞壁には多数の毛髪の断面（矢印）がみられる．囊胞の内部には角質（＊）が充満している．

良性腫瘍：囊胞性腫瘍　　21

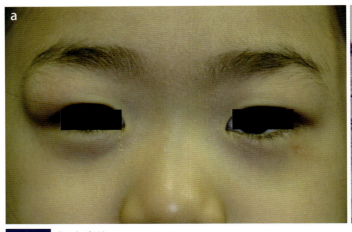
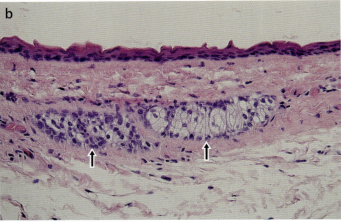

症例6 類皮囊胞
a：右上眼瞼外側皮下の，可動性のある腫瘤．
b：病理組織像．囊胞壁に脂腺（矢印）がみられる．

ひとり言

1・治療のタイミング

　幼小児の類表皮囊胞や類皮囊胞は，診断も治療も大きな問題とはならないことが多いが，治療を行うタイミングについてはなかなか難しいことがある．症状，すなわち整容的な問題や囊胞の大きさにもよるが，一般的には治療の希望があれば幼稚園・保育園に通い始める前や小学校や中学校の入学直前の春休みを利用しての治療をお勧めし，実際そのようなスケジュールで治療を行っているケースが多い．

　ただし，幼小児の場合，物言わぬ本人はさておき，両親や祖父母の治療に対する過剰なまでのこだわりが，時に混乱をまねくことがある．すなわち，どうみても目立たないのに早急な治療を希望され，困惑することがある．小児の場合，多くは全身麻酔を要する治療となるので，手術に伴うリスクとベネフィットを理解してもらうことに時間を要することは案外少なくない．

2・注意しなくてはならない類表皮囊胞の治療

　類表皮囊胞や類皮囊胞は，被膜を破ることなく全摘出ができた場合にはとくに問題のない良性腫瘍である．しかし，霰粒腫の診断のもと，盲目的（？）に切開，搔爬が行われてしまった場合，そのあとに囊胞の再発を繰り返すことがある．類表皮囊胞や類皮囊胞の場合，被膜の中に充満した角質はあたかも練り歯磨きのような性状を呈し，霰粒腫を切開したときに出てくる独特な粥状物とは明らかに異なる．術中にこのような内容物を見た際は可及的に被膜ごと，全摘出を心がけたい．

　なお，眼科医が「霰粒腫を被膜ごと全摘出した経験がある」と自慢している場合，その多くはこれらの囊胞か，マイボーム腺角質囊胞（☞111頁）を治療したものと推定される．

良性腫瘍

毛包系腫瘍
hair follicular tumor

毛母腫（石灰化上皮腫）
pilomatricoma (calcifying epithelioma)

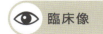
- 若年者の上眼瞼に好発する腫瘍である．皮下に可動性のある硬い腫瘤として触知される．瞼縁付近に生じた場合には霰粒腫と誤診されやすい．

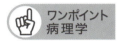
- 好塩基性に染色される毛母細胞に似た細胞と，核が抜けてみえる，いわゆる陰影細胞（shadow cell）からなる．陰影細胞とともに石灰化がみられることがあり，石灰化上皮腫（calcifying epithelioma）の別名がある．

毛芽腫
trichoblastoma

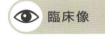
- 高齢者の顔面や頭部に好発する単発性・結節性の病変で，眼瞼に生じることはまれである．境界明瞭な腫瘤で，緩徐に大きくなっていく．

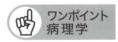
- 毛包の毛芽細胞に類似した腫瘍細胞と間質の結合組織からなる．好塩基性の細胞増殖のパターンが基底細胞癌に類似しているため，鑑別が問題となることがある．

毛包腫
trichofolliculoma

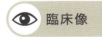
- 顔面，特に鼻部付近に好発する，表面が平滑な半球状の丘疹で，まれに眼瞼に発生することがある．丘疹の中央には角化を伴った小さな陥凹があり，同部位には複数の毛髪（幼若毛）がみられる．

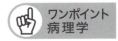
- 肥厚した上皮細胞からなる囊胞状の構造があり，その中に角化物と毛髪がみられ，さらに放射状に二次性毛包が出ている．

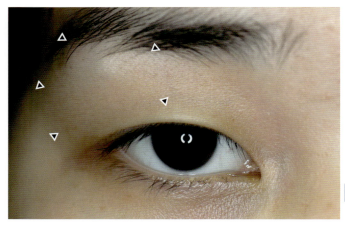

症例1　毛母腫（石灰化上皮腫）
- 上眼瞼皮下に硬い硬結を触知する（矢頭）

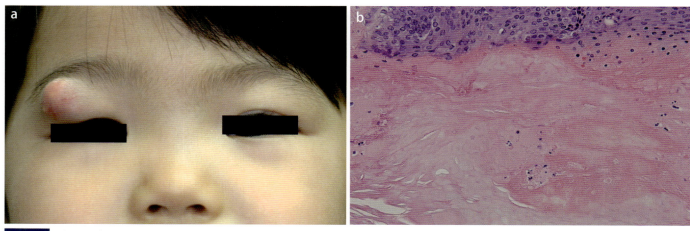

症例2　毛母腫（石灰化上皮腫）
a：右上眼瞼の眉毛下に生じたドーム状の比較的硬い腫瘤．発赤を伴っている．
b：病理組織像．重層し，肥厚した表皮の下に好酸性で核のない，いわゆる陰影細胞（shadow cell）がみられる．

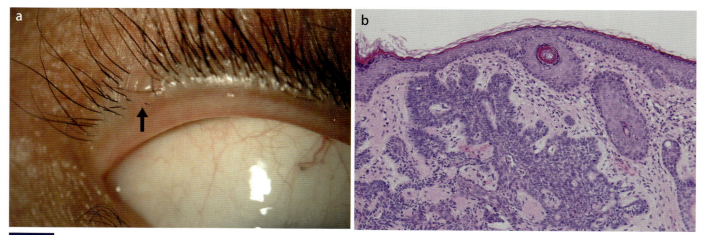

症例3　毛芽腫
a：眼瞼縁に生じた，ごくわずかな隆起を伴う小結節性病変（矢印）．
b：病理組織像．皮下の間質に，好塩基性の細胞が索状に増殖している．

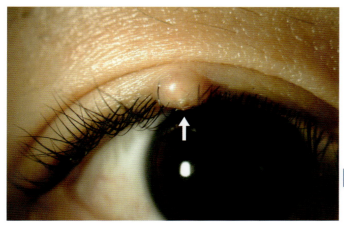

症例4　毛包腫

- 上眼瞼縁に生じた半球状の表面が平滑な腫瘤
- 腫瘤頂点付近には角化した突起がみられる（矢印）

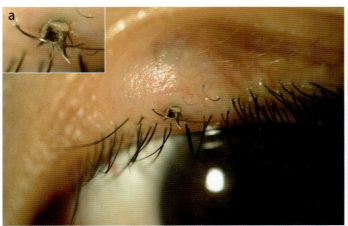

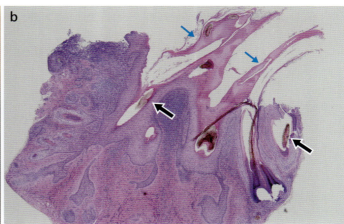

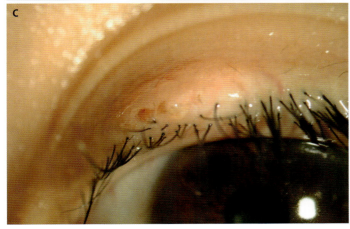

症例5　毛包腫

a：上眼瞼の表面が平滑な結節状の腫瘤．中央やや下方に束状の毛髪がみられる．毛髪の根部には角質がみられる（左上）．
b：病理組織像．肥厚した上皮細胞の中に角化物（青矢印）と毛髪（黒矢印）がみられる．
c：治療後．腫瘤とともに異常な毛髪も消失している．

良性腫瘍

汗腺系腫瘍
sweat gland tumor

汗管腫
syringoma

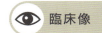 臨床像
- 主に思春期の女性の下眼瞼に好発する粟粒大の多発性丘疹で，色調は周囲の皮膚と同等，あるいはやや褐色調を呈する．エクリン汗腺と結合組織の増殖である．

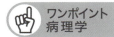 ワンポイント病理学
- 管腔状または索状の上皮細胞の増殖からなる．管腔構造は1～2層の上皮細胞から構成され，オタマジャクシ様と形容される形状が特徴的である．管腔の内部には好酸性物質が貯留している．

汗囊胞（アポクリン汗囊胞）
cyst of sweat gland (apocrine hidrocystoma)

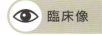 臨床像
- アポクリン汗管が拡張した囊胞性腫瘍で，一般に眼瞼の外側縁に好発し，内容は透明な液状物で満たされている．囊胞内で出血をきたすと黒色調の外観となる．

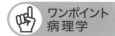 ワンポイント病理学
- 囊胞壁は2層の上皮層からなる．アポクリン汗腺への分化を示唆する断頭分泌，すなわち囊胞壁の腺腔面に突起を生じて離断し，細胞質ともども突起全体が管腔内に脱落する所見が特徴的だが，内容物が充満した状態では必ずしも観察されないこともある．

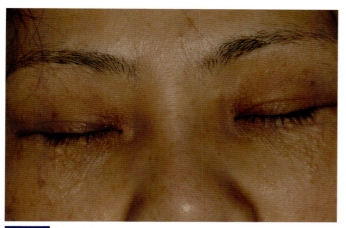

症例1　汗管腫
- 両側の下眼瞼に，大きさの不揃いなわずかな隆起を有する小結節生病変が多発している

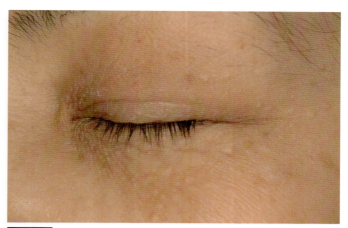

症例2　汗管腫
- 下眼瞼〜眼瞼耳側，一部は上眼瞼にかけて，粟粒大の丘疹が多発している

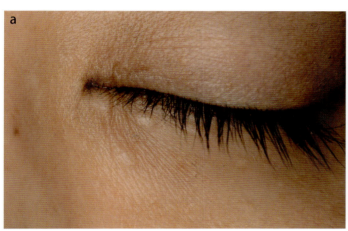
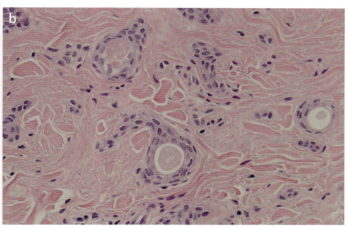

症例3　汗管腫
a：下眼瞼に丘疹が散在性に観察される．
b：病理組織像．真皮内に索状に配列した上皮細胞や管腔構造がみられる．管腔構造は1〜2層の上皮細胞からなり，類円形ないしオタマジャクシ様の形状を呈している．管腔内には好酸性の貯留物がみられる．

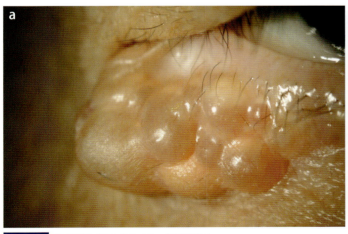
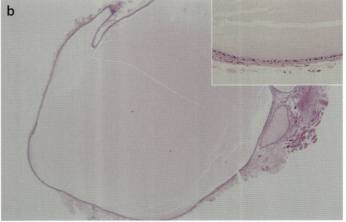

症例4　汗囊胞（アポクリン汗囊胞）
a：下眼瞼の外側に多発した球状の腫瘤．
b：病理組織像．拡張したアポクリン汗管で，囊胞壁は2層の上皮細胞からなる（右上）．

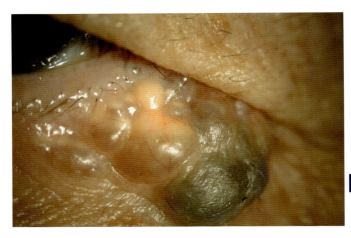

症例5　汗嚢胞（アポクリン汗嚢胞）
- 多発した嚢胞の内容物が黄色いところと，出血により黒ずんでみえるところがある．

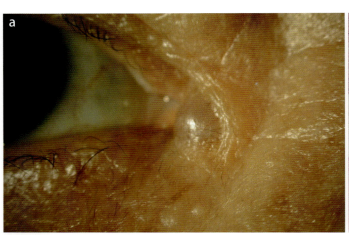 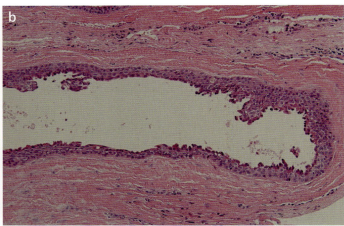

症例6　汗嚢胞（アポクリン汗嚢胞）
a：内眼角部に生じた半透明で灰白色の小腫瘤．
b：病理組織像．立方上皮からなる嚢胞壁．アポクリン汗腺の特徴である内腔側の細胞がちぎれて分離している様子がみられる（断頭分泌）．

ひとり言

理解しづらい汗腺由来の腫瘍

　眼科医にとって（眼科医以外にとっても），膨大な数の，しかも難解な漢字が多用される皮膚科領域の病名はなじみにくいことこのうえないが，なかでも病理組織学的分類を含め，なかなか疾患のイメージがわかないのがこの汗腺由来の腫瘍である．

　汗腺にはアポクリン汗腺とエクリン汗腺がある．麦粒腫の温床にもなる睫毛に付随したモル腺も汗腺であり，アポクリン汗腺に分類される．

　汗腺由来の眼瞼腫瘍は，悪性腫瘍を含めてここに掲げた疾患以外にもいくつか存在するが，詳細は皮膚科の成書をご覧いただきたい．

良性腫瘍

脂腺過形成
hyperplasia of sebaceous gland

 臨床像
- 脂腺組織由来の良性腫瘍でマイボーム腺から発生する，充実性の腫瘤性病変である．色調は白色～黄白色を呈するが，脂腺癌よりもやや白色調を呈する傾向にある．形状は扁平なものから結節状，半球状などさまざまである．腫瘤の表層は分葉状に比較的整然と増殖した小結節の集合体様で，不規則な形状を呈することの多い脂腺癌との鑑別をするうえでポイントとなる．
- 脂腺過形成は涙丘にもしばしばみられる(☞118頁)．

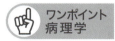 ワンポイント病理学
- マイボーム腺とほぼ同様の構造を有する脂腺が整然と増殖している．
- 「脂腺過形成」「脂腺腫」など，診断医によって病理組織診断名は異なることがあるが，厳密な違いはない．

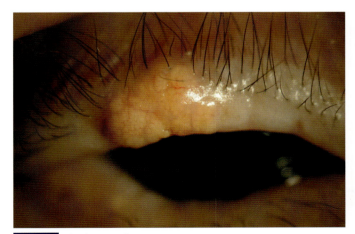

症例1　脂腺過形成
- 眼瞼縁に生じた分葉状で黄色調の，比較的扁平な結節性病変
- 睫毛の脱落はない

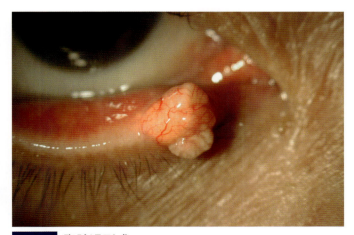

症例2　脂腺過形成
- 眼瞼縁に生じたカリフラワー様の黄白色腫瘤
- 表層に細い血管が多数みられる

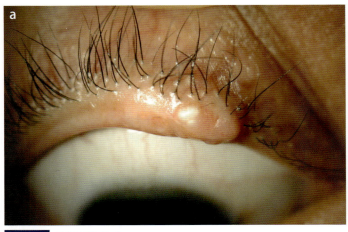
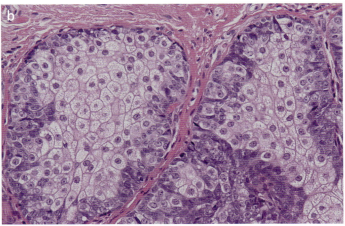

症例3　脂腺過形成

a：眼瞼縁の表面平滑な結節性病変．睫毛の脱落はない．
b：病理組織像．ほぼ正常な構造の脂腺組織が，線維性組織を介して胞巣状に増殖している．

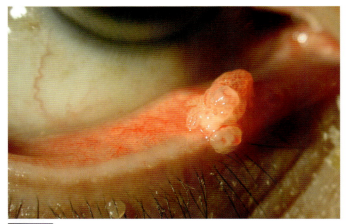

症例4　脂腺過形成

- 乳頭腫様の外観を呈した結節性病変

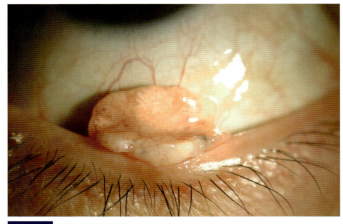

症例5　脂腺過形成

- 下眼瞼縁〜瞼結膜付近に基底を有する，黄白色で舌状の形状を呈する腫瘤

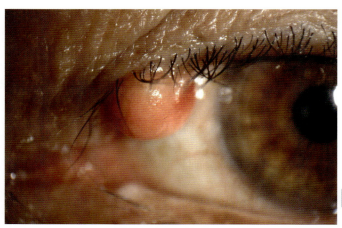

症例6　脂腺過形成

- 上眼瞼縁から生じた，やや赤みを帯びた球形の腫瘤

良性腫瘍

黄色腫（黄色板症）
xanthoma（xanthelasma）

臨床像
- 中高年の眼瞼，とくに上眼瞼の鼻側に好発する黄色〜黄褐色のわずかな隆起を伴う斑状もしくは結節性病変である．片側にみられることも多いが多くは両側性で，左右対称性に生じることが多い．まれではあるが内眼角〜外眼角に及ぶ，広範囲な病変となることがある．
- 高コレステロール血症などのリポ蛋白代謝異常を伴うことが多い．

ワンポイント病理学
- 表皮の直下にリポ蛋白を貪食した大型の組織球（泡沫細胞）が増殖している．炎症細胞の浸潤を伴っていることもある．次第に線維芽細胞が増えていき，泡沫細胞は線維性組織に置き変わっていく．

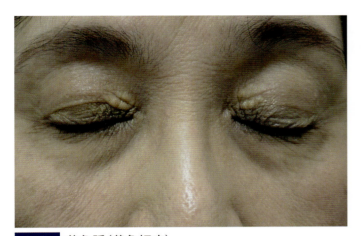

症例1　黄色腫（黄色板症）
- 両側上眼瞼の鼻側に黄褐色でわずかな隆起を伴った，結節性の腫瘤が複数みられる

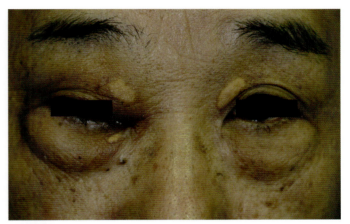

症例2　黄色腫（黄色板症）
- 両側上眼瞼の鼻側と右下眼瞼の鼻側に黄褐色でわずかな隆起を伴う結節性の病変がみられる

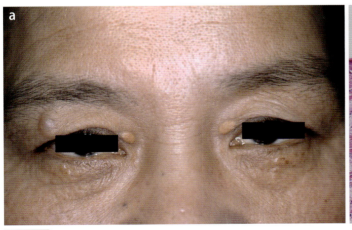
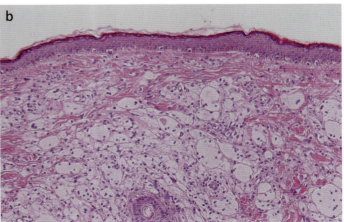

症例3　黄色腫（黄色板症）
a：両側上眼瞼の鼻側に黄褐色で隆起を伴う，境界の明瞭な結節性の腫瘤がみられる（右耳側の腫瘤はアポクリン汗嚢胞）．
b：病理組織像．表皮の直下に大型の組織球（泡沫細胞）が増殖している．

良性腫瘍

血管腫
hemangioma

先天性血管腫・乳児血管腫
congenital hemangioma, infantile hemangioma

 臨床像
- 従来から苺状血管腫と呼ばれてきた乳児の皮膚にみられる毛細血管腫は，生来存在する先天性血管腫と出生後まもなく顕性化する乳児血管腫に分類される．後者は皮下に青紫色の境界不明瞭な斑状病変として現れ，徐々に増大していくが，その後は数年の間に自然退縮する．
- 乳幼児の眼瞼に生じた血管腫の場合，眼瞼の腫脹や下垂による弱視の発生に注意する必要があるが，現実には弱視に至るケースはまれである．

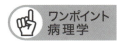 ワンポイント病理学
- ある程度，時間の経過した乳児血管腫では，内皮細胞に覆われた毛細血管が密に増生している．自然退縮に伴い間質の線維化が進み，毛細血管の数も少なくなっていく．

後天性毛細血管腫
acquired capillary hemangioma

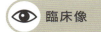 臨床像
- 後天性の毛細血管腫は中高年の体幹にしばしば多発性にみられる腫瘍であるが，眼瞼にも生じることがある．
- 境界鮮明な赤色の結節性病変で，時に鮮紅色を示す．経時的に拡大していくことはほとんどない．

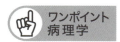 ワンポイント病理学
- 皮下に大小さまざまな管腔を有する血管が増生し，間質には炎症細胞の浸潤をみることが多い．

海綿状血管腫
cavernous hemangioma

 臨床像
- 乳幼児期から存在し，青年期以降に顕性化することが多い．
- 真皮深層から生じ，皮下に暗赤色の軟らかい腫瘤として触知される．

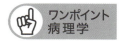 ワンポイント病理学
- 管腔内面が内皮細胞で覆われた拡張した血管が増生している．拡張した血管の間には結合組織がみられる．

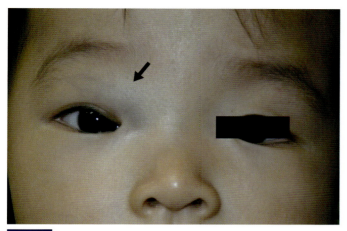

症例1　乳児血管腫

- 右上眼瞼の鼻側が腫脹し，わずかに深緑色を呈している（矢印）

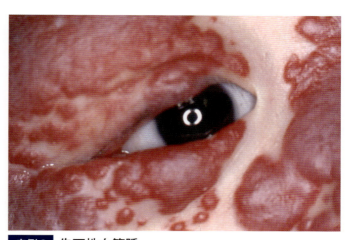

症例2　先天性血管腫

- 眼瞼〜側頭部，鼻部にまで広範囲にわたって大小さまざまな血管腫がみられる

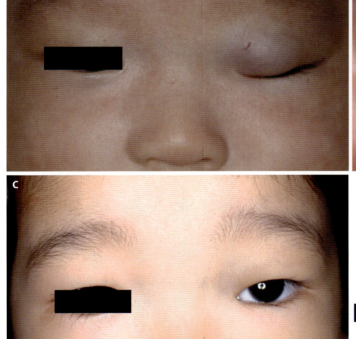

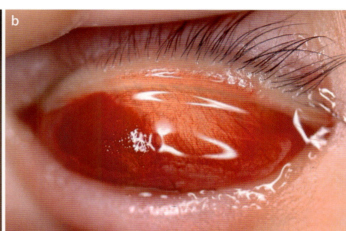

症例3　乳児血管腫

a：左上眼瞼が著しく腫脹し，自発開瞼が困難な状態である．
b：上眼瞼を翻転すると，瞼結膜〜円蓋部にかけて血管腫がみられる．
c：約2年の経過で血管腫は消失し，眼瞼下垂もみられない．視力障害は生じていない．

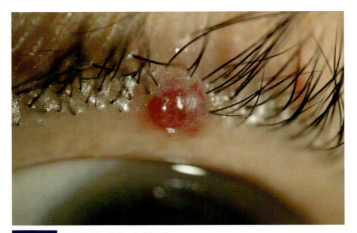

症例4 後天性毛細血管腫
- 上眼瞼縁に生じた赤色の限局性小腫瘤

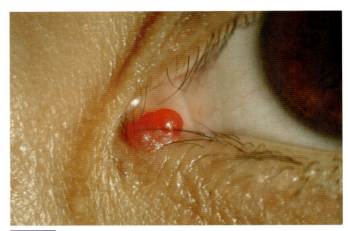

症例5 後天性毛細血管腫
- 内眼角に生じた鮮紅色の表面平滑な小腫瘤

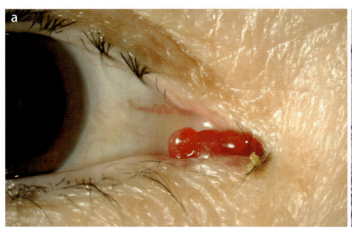

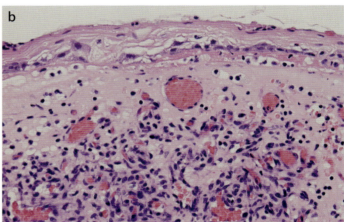

症例6 後天性毛細血管腫
a：内眼角に生じた多房性で鮮紅色を呈する腫瘤．
b：病理組織像．赤血球を含んだ多数の血管とともに炎症細胞の浸潤がみられる．

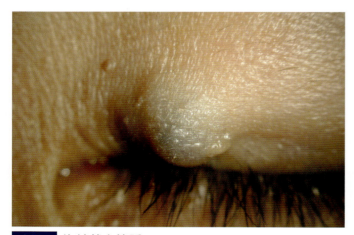

症例7 海綿状血管腫
- 上眼瞼皮下の球状で軟らかい腫瘤
- やや青紫色を呈している

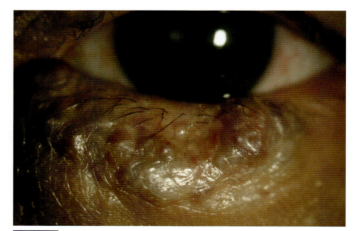

症例8 海綿状血管腫
- 下眼瞼皮下に生じた暗紫色で凹凸を有する腫瘤

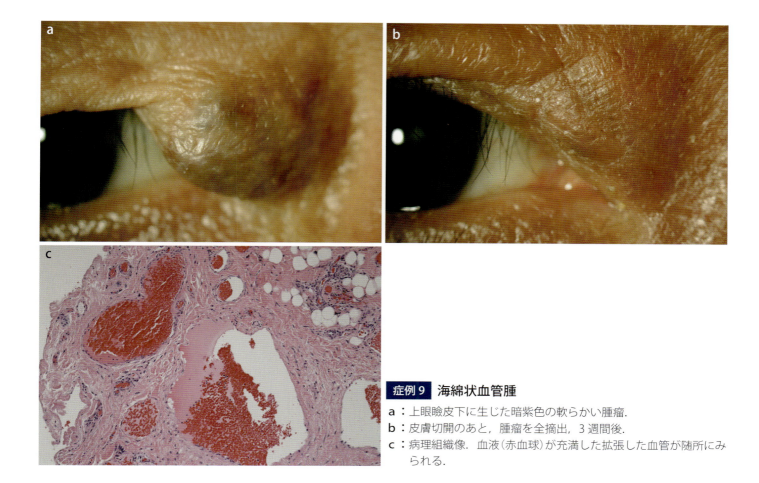

症例9　海綿状血管腫
a：上眼瞼皮下に生じた暗紫色の軟らかい腫瘤．
b：皮膚切開のあと，腫瘤を全摘出，3週間後．
c：病理組織像．血液（赤血球）が充満した拡張した血管が随所にみられる．

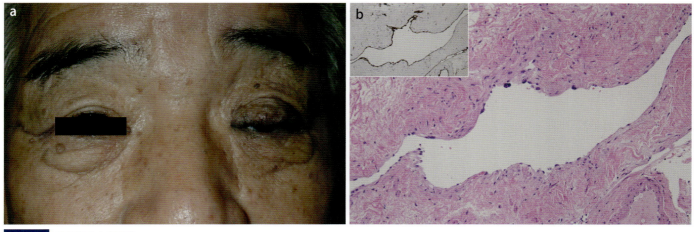

症例10　海綿状血管腫
a：上眼瞼に暗紫色で凹凸を有する腫瘤がみられ，眼瞼下垂も来している．
b：病理組織像．拡張した血管がみられ，免疫染色では血管内皮細胞のマーカーであるCD31が陽性である（左上）．

良性腫瘍：血管腫　35

良性腫瘍

神経線維腫
neurofibroma

臨床像
- 末梢神経から発生する腫瘍で，皮膚では思春期に発症することが多い．
- 全身に神経線維腫が多発することで知られる神経線維腫症Ⅰ型（von Recklinghausen病）は常染色体優性の遺伝性疾患であるが，一般に神経線維腫の半数以上は孤発例である．
- 神経線維腫症Ⅰ型の皮膚には神経線維腫のほか，カフェ・オ・レ斑や若年性黄色肉芽腫などを生じる．

ワンポイント病理学
- 紡錘形の腫瘍細胞が真皮〜皮下にかけて増生している．臨床的に病変の境界は明瞭なことが多いが，組織学的に被膜は存在しない．細胞の間隙には波状の走行を示す膠原線維がみられる．

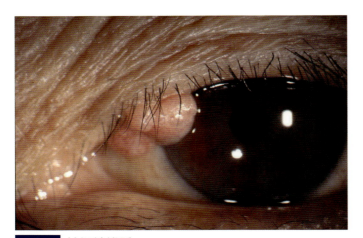

症例1　神経線維腫
- 上眼瞼縁のやや桃色がかった多房性の腫瘤

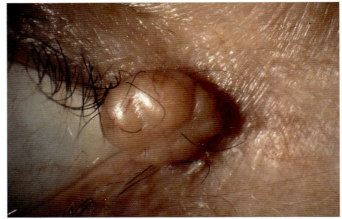

症例2　神経線維腫
- 外眼角に生じた，周囲の皮膚とほぼ同色の類円形腫瘤
- 腫瘤の表層から睫毛が生えている

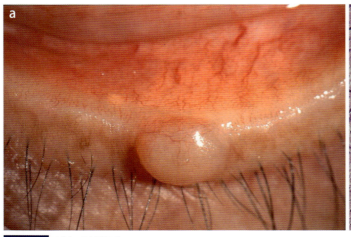

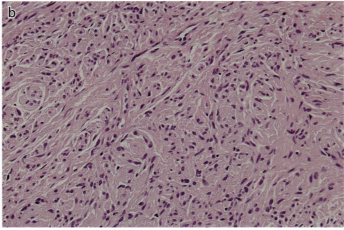

症例3　神経線維腫
a：下眼瞼縁の表面平滑な小腫瘤．
b：病理組織像．紡錘形の細胞が密に増生している．間質には豊富な膠原線維がみられる．

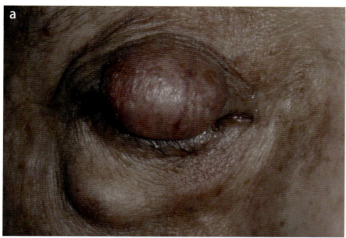
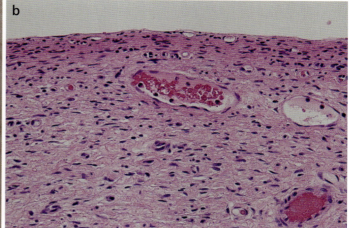
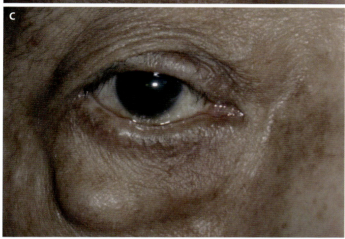

症例4　神経線維腫

a：神経線維腫症Ⅰ型にみられた上眼瞼と下眼瞼の母指頭大の腫瘤．皮下腫瘤によって自発開瞼ができない状態で，廃用性外斜視を呈していた．
b：病理組織像．紡錘形の細胞の間には波状に走行する膠原線維がみられる．被膜はない．
c：上眼瞼皮下の腫瘤を可及的に切除し，3か月後の所見．眼瞼下垂が改善している．

ひとり言

難しい神経線維腫症への対応

　孤立性神経線維腫の対応は治療を含めてさほど問題となることはないが，神経線維腫症Ⅰ型，いわゆる von Recklinghausen 病は眼瞼のみならず，結膜，眼窩組織にも線維腫が生じることがあり，経過とともに眼瞼の変形，眼位異常，眼球突出など，さまざまな問題が進行していく厄介な病である．
　眼科医にできることは限られているかもしれないが，可能であるならば整容的な改善とともに視機能を維持すべく可能な限りのサポートをしていくことが責務の1つであろう．とはいうものの，治療は難しいことが少なくないのがこの疾患である．

良性腫瘍

線維腫
fibroma

臨床像
- 加齢や外傷などが契機となって生じるとされる,膠原線維からなる腫瘍である.線維成分が少ないと軟らかい腫瘤となり(軟性線維腫),多いと硬い腫瘤として触知される(硬性線維腫).
- 外観はやや赤味を帯びていることが多い.

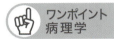ワンポイント病理学
- 皮下に膠原線維の増生がみられる.細胞成分は乏しい.

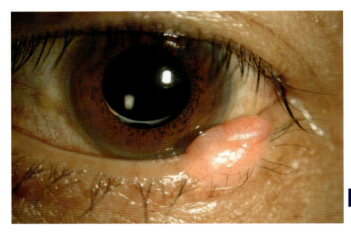

症例1 線維腫
- 下眼瞼縁に生じた光沢のある赤桃色の結節性病変

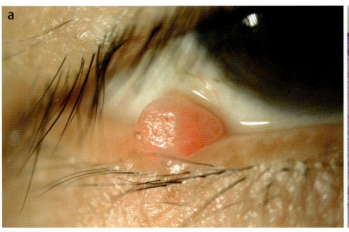
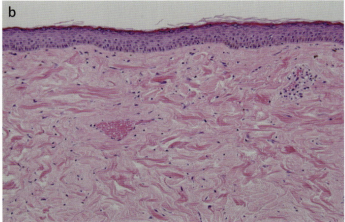

症例2 線維腫
a:下眼瞼縁に生じた薄桃色で光沢のある腫瘤.
b:病理組織像.表皮の直下に膠原線維の増生がみられる.

良性腫瘍

多形腺腫
pleomorphic adenoma

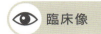 臨床像
- 眼科領域で多形腺腫といえば，多くは主涙腺由来の腫瘍であるが，まれに眼瞼にも発生する．エクリン汗腺もしくはアポクリン汗腺由来と考えられる．
- 孤立性，ときに多房性の腫瘤で，眼瞼の皮下や眼瞼縁に生じる．

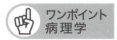 ワンポイント病理学
- 上皮由来と間葉系由来の成分からなり，前者は管腔様の構造が島状，あるいは索状に増殖している．管腔構造は立方形の上皮からなる内層と，筋上皮細胞からなる外層から構成される．

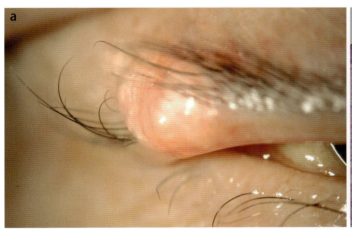
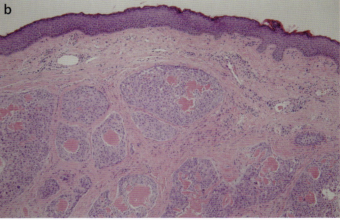

症例1　多形腺腫
a：上眼瞼縁に生じた境界不明瞭な薄桃色の結節性病変．睫毛が脱落している．
b：病理組織像．増生した間質の間にさまざまな大きさの腺腔形成がみられ，内腔には粘液がみられる．

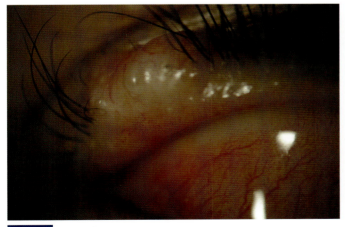
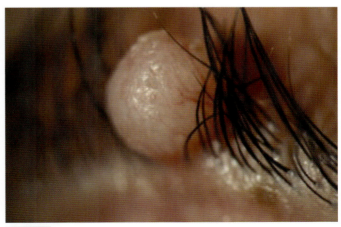

症例2　多形腺腫
- 境界がやや不明瞭な上眼瞼縁の結節性病変
- 睫毛が脱落している

症例3　多形腺腫
- 上眼瞼縁の球形で薄桃色の腫瘤
- 睫毛が脱落している

良性腫瘍

IgG4 関連眼疾患
IgG4 related ophthalmic disease

 臨床像
- IgG4 関連眼疾患の多くは涙腺に発生し，典型例では両側上眼瞼の左右対称的な腫脹をきたす．その他，外眼筋の腫大や眼窩上および眼窩下神経の腫大，涙腺以外の眼窩内組織の腫瘤形成のほか，眼瞼皮下に腫瘤を形成することがある．

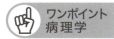 ワンポイント病理学
- 著明なリンパ球と形質細胞の浸潤がみられる．腎臓などの他臓器病変ほどではないが，しばしば線維化がみられる．通常のヘマトキシリン-エオジン(HE)染色のみではリンパ腫（特に MALT リンパ腫）との鑑別は困難である．免疫染色では多数の IgG4 陽性の形質細胞の浸潤がみられる．

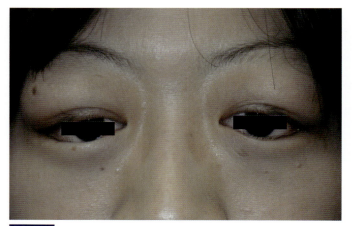

症例1　IgG4 関連眼疾患
- 両側の上眼瞼が対称性に腫脹している
- 腫脹部の皮下には硬結（腫大した涙腺）が触知される

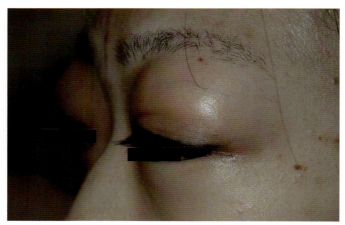

症例2　IgG4 関連眼疾患
- 両側の上眼瞼が著しく腫脹している

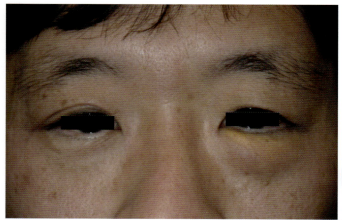

症例3　IgG4 関連眼疾患
- 左下眼瞼に腫脹がみられる
- 黄色腫も併発している

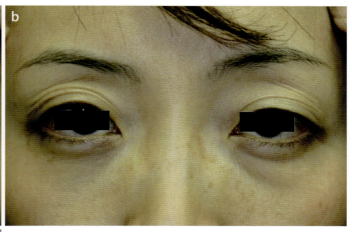
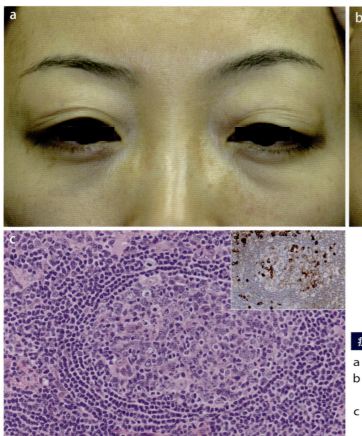

症例4 IgG4関連眼疾患

a：両側対称性の上眼瞼腫脹．
b：プレドニゾロン内服治療開始後2か月．眼瞼腫脹は消退し，本来の重瞼に戻っている．
c：病理組織像．リンパ球と形質細胞の増殖がみられ，このような濾胞構造も散見される．免疫染色では濾胞の中心とその周囲にIgG4陽性細胞がみられる（右上）．

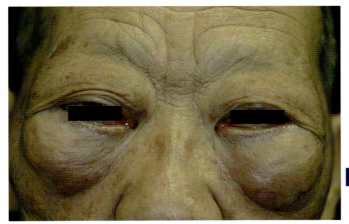

症例5 IgG4関連眼疾患

- 上眼瞼とともに下眼瞼の両側対称性の腫脹が著しい
- 腫瘤による眼球圧迫も著しく，視力の低下を来していた

良性腫瘍：IgG4関連眼疾患

悪性腫瘍

基底細胞癌
basal cell carcinoma

 臨床像

- 表皮の最下層に存在する基底細胞層や毛包などを構成する細胞が悪性化したもので、皮膚癌の中では最も頻度が高い．基底細胞上皮腫（basal cell epithelioma）とも呼ばれる．
- 中高年，特に高齢者に多く，進行は一般に緩徐であり，局所における組織破壊の可能性はあるものの，転移を来すことはほとんどなく，生命予後は良好な疾患である．顔面，なかでも鼻翼や耳介後方とともに眼瞼は好発部位の1つである．眼瞼では下眼瞼に最も多くみられるが，上眼瞼や内眼角付近にもしばしば発生する．
- 発症初期は隆起を伴わない，わずかな色素性，あるいは無色素性の小結節病変であるが（表在型），診断に至るころにはある程度の大きさの結節性腫瘤を形成していることが多い．腫瘤の中央や辺縁にはしばしば潰瘍や潰瘍が治癒したあとの陥凹を伴っていることが多い（結節潰瘍型）．
- まれに結節性の隆起を呈さずに潰瘍性病変のみを呈したり，腫瘍が眼瞼の皮下に浸潤することによって著しい組織破壊を生じることがある（斑状強皮症型）．眼瞼から眼窩内に浸潤し，深部組織を破壊していくこともある．
- 色調は色素の多寡によって母斑のように全体が黒～黒褐色を呈する場合から，まだらに色素がみられる場合，あるいはまったく色素を伴わない場合もある．

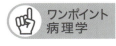 **ワンポイント病理学**

- 表皮の基底細胞様の細胞が真皮内で胞巣状に増殖している．腫瘍は表皮の基底細胞層に連なるように増殖していることもある．腫瘍細胞はやや大型で好塩基性を示し，腫瘍の辺縁部に並ぶ細胞は紡錘型の核を有し，柵状に配列している（palisading）のが大きな特徴である．

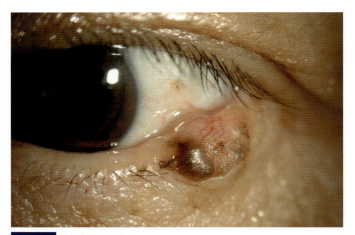

症例1　基底細胞癌
- 下眼瞼に生じた結節性病変
- 中央に陥凹がみられ，不規則な色素沈着を伴っている
- 瞼縁側の表層には異常な走行を示す血管がみられる
- 病変に一致して睫毛が脱落している

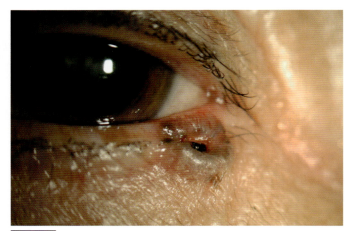

症例2　基底細胞癌
- 下眼瞼の耳側に生じた結節性病変
- 中央には潰瘍による深い陥凹がみられる
  （睫毛列の黒いラインは入れ墨）

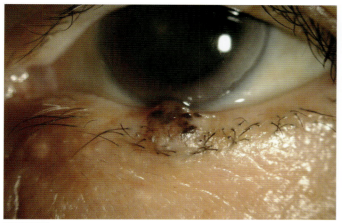

症例3　基底細胞癌
- 不規則な色素を伴った下眼瞼縁の結節性病変
- 睫毛列より瞼縁側に発生しているため，睫毛の脱落はない

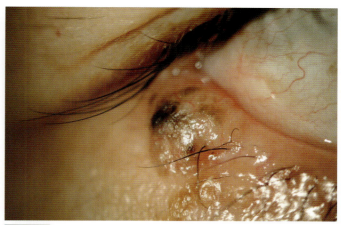

症例4　基底細胞癌
- 下眼瞼に生じた不規則な色素を伴う半球状の腫瘤
- 病変部に一致して睫毛が脱落している

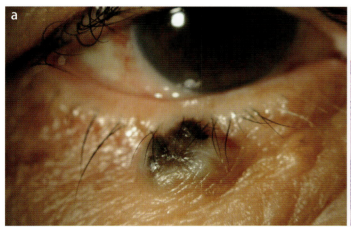

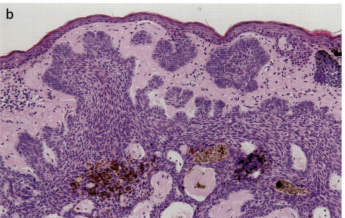

症例5　基底細胞癌
a：中等度の色素を伴った下眼瞼の結節性病変．
b：病理組織像．表皮基底層から，紡錘形の細胞からなる腫瘍が増殖している．腫瘍内には色素塊が散在している．

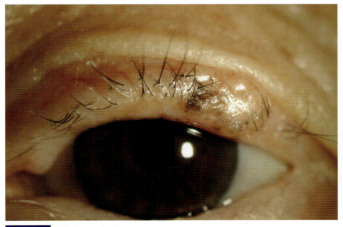

症例6　基底細胞癌
- 上眼瞼に生じた，わずかな色素と睫毛の脱落を伴う結節性病変

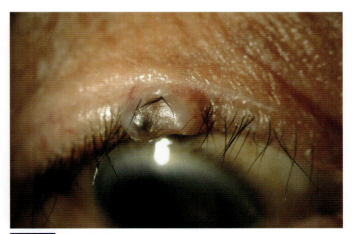

症例7　基底細胞癌
- 不規則な色素を伴う，上眼瞼縁の腫瘤
- 本来の睫毛列から逸脱したところに睫毛が生えている

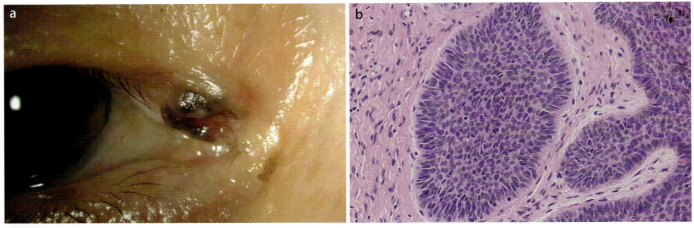

症例8　基底細胞癌

a：上涙点を取り巻くように生じた，スリット状の潰瘍を伴う色素性，結節性病変．
b：病理組織像．濃染する核を有する細胞が充実性に増殖している．辺縁には紡錘形の細胞が周囲を取り囲むように配列している（palisading）．

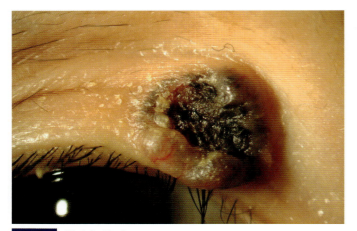

症例9　基底細胞癌

- 色素を多く含んだ上眼瞼の結節性病変
- 潰瘍底はドライになっている

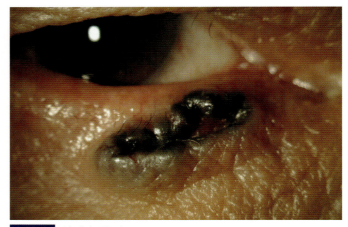

症例10　基底細胞癌

- 下眼瞼に生じた，潰瘍の周囲に強い色素沈着を伴った大きな病変

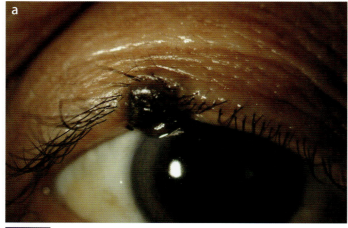
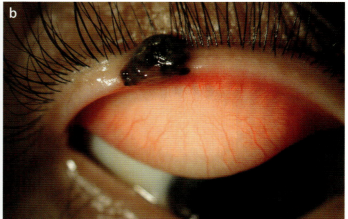

症例11　基底細胞癌

a：上眼瞼の睫毛列上に生じた，色素を豊富に含んだ腫瘤．
b：眼瞼縁から一部は瞼結膜まで，腫瘍が浸潤している．

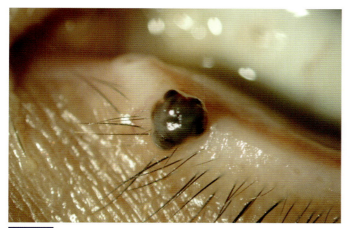

症例12　基底細胞癌
- 下眼瞼縁に生じた，色素が豊富で境界不明瞭な小腫瘤
- 辺縁はやや境界不明である

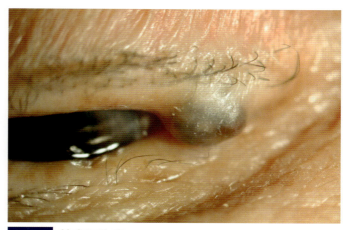

症例13　基底細胞癌
- 上涙点付近から発生した淡い茶褐色のドーム状腫瘤

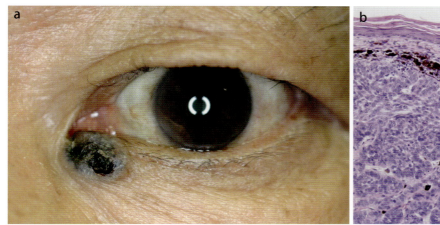

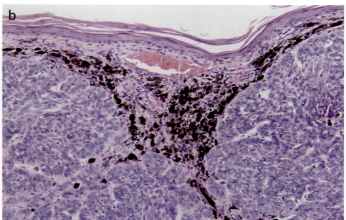

症例14　基底細胞癌

a：下涙点を取り巻くように下眼瞼鼻側に生じた，黒色の外観を呈する腫瘤．
b：病理組織像．表皮の直下から深層にかけて帯状のメラニン色素がみられ，その下には腫瘍細胞が胞巣状に増殖している．

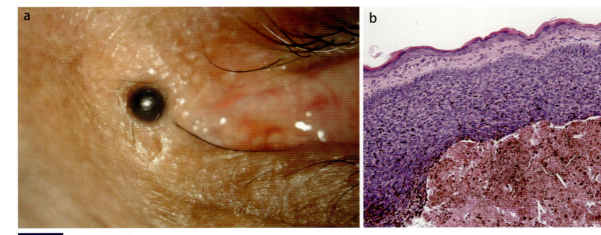

症例15　基底細胞癌

a：境界明瞭で表面が平滑な，一見，母斑を思わせる小腫瘤．
b：病理組織像．表皮の下には帯状の腫瘍細胞が壊死組織を取り巻くように増殖している．

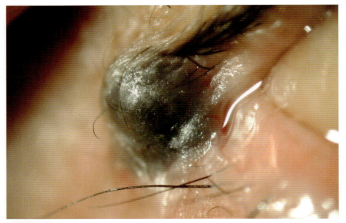

症例16 基底細胞癌
- 外眼角に生じた黒褐色の半球状病変

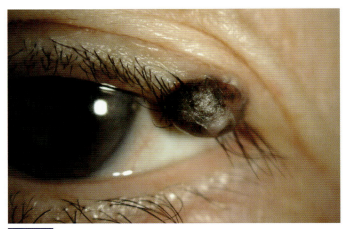

症例17 基底細胞癌
- 上眼瞼縁に生じた類円形のドーム状の黒色腫瘤

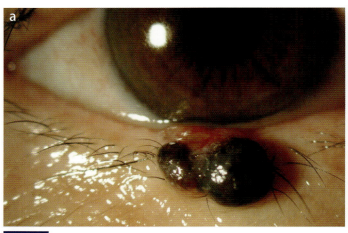
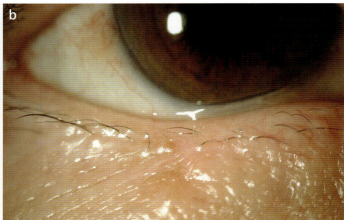

症例18 基底細胞癌
a：下眼瞼縁に生じた，境界明瞭な黒色の腫瘤．
b：2 mm の安全域とともに下眼瞼を全層切除後，端々吻合を施行（術後6か月）．

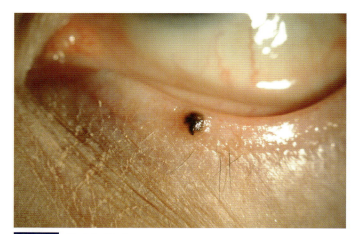

症例19 基底細胞癌
- 下眼瞼の瞼縁に生じた，わずかな隆起を伴う小色素性病変

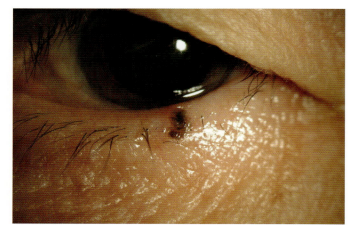

症例20 基底細胞癌
- 下眼瞼の瞼縁に生じた，ほとんど隆起のない小色素性病変

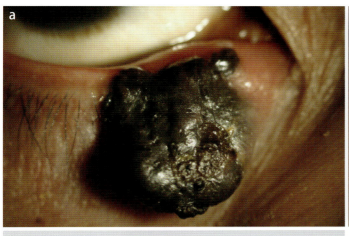
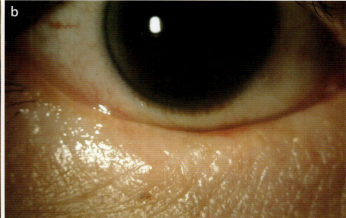
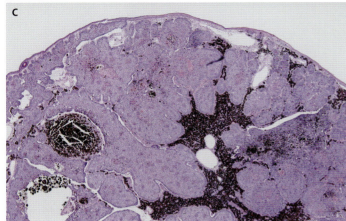

症例21 基底細胞癌

a：下眼瞼縁に生じた黒色の大きな病変．下眼瞼の外反を生じている．
b：瞼板を含めた下眼瞼の全層切除と伸展皮弁による再建後，1年の所見．
c：病理組織像．表皮の直下に胞巣状に増殖した腫瘍がみられ，その間隙には色素がみられる．

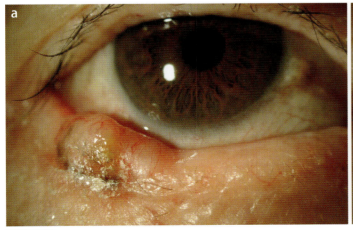
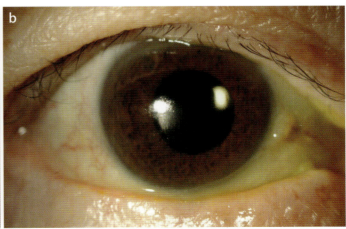

症例22 基底細胞癌

a：下眼瞼に生じた，樹枝状の血管を伴う結節性病変．
b：腫瘍の切除と上眼瞼を利用した再建（Hughes法）施行後，6か月の所見．

悪性腫瘍：基底細胞癌　47

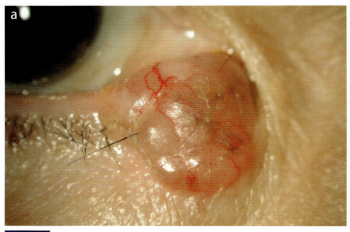
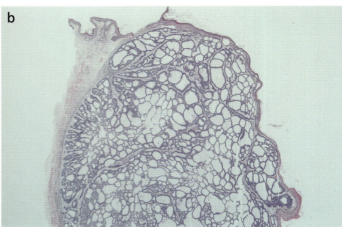

症例 23 基底細胞癌

a：内眼角付近に生じた色素のない，薄桃色の多発嚢胞様病変．瞼縁皮膚の表層には樹枝状の拡張した血管がみられる．
b：病理組織像．嚢腫型と呼ばれる，多数の小嚢胞を伴った病変．

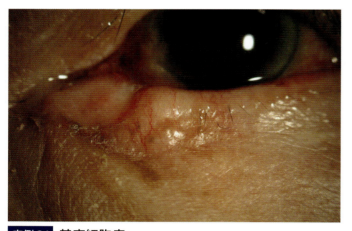

症例 24 基底細胞癌

- 下眼瞼の耳側に生じた色素のない，結節性病変
- 表層には樹枝状に走行する血管がみられる

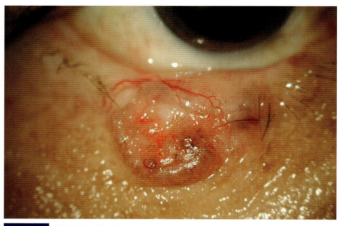

症例 25 基底細胞癌

- 潰瘍を伴った色素に乏しい結節性病変
- 睫毛は脱落し，瞼縁付近には口径不同の異常な走行を示す血管がみられる

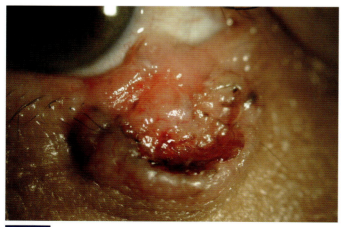

症例 26 基底細胞癌

- 下眼瞼に生じた，大きな潰瘍を有する無色素性の病変
- 潰瘍底の辺縁には痂皮の形成がみられる

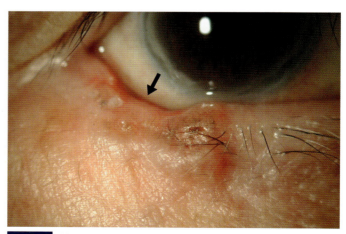

症例 27 基底細胞癌

- 下眼瞼の色素に乏しい結節性病変
- 睫毛は脱落し，結節性病変の耳側の瞼縁は，皮下に浸潤した腫瘍によって陥凹している（矢印）

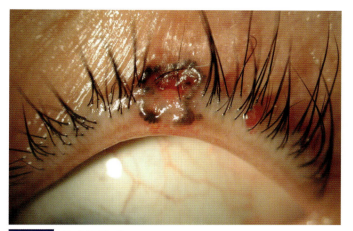

症例 28 基底細胞癌
- 上眼瞼縁に生じた，色素沈着の縁取りを有する潰瘍性病変

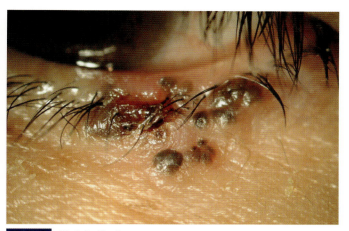

症例 29 基底細胞癌
- 下眼瞼縁に多発する小黒色病変
- 瞼縁に潰瘍を生じている

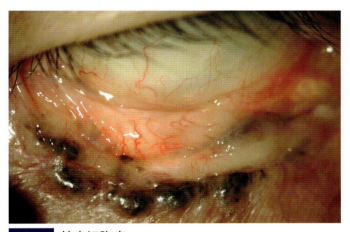

症例 30 基底細胞癌
- 下眼瞼縁に多発した腫瘍が瞼結膜側に浸潤し，眼瞼縁に変形を来している

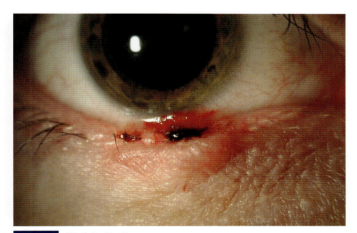

症例 31 基底細胞癌
- ほとんど隆起性病変のない，潰瘍と出血と発赤からなる病変
- 睫毛が広範囲にわたって脱落している

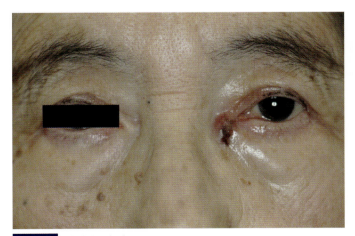

症例 32 基底細胞癌
- 内眼角に生じた潰瘍を伴う境界不明瞭な病変
- 自潰した慢性涙嚢炎と診断されていた

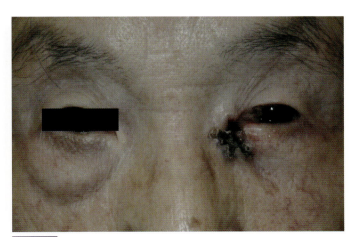

症例 33 基底細胞癌
- 内眼角～下方にかけて広がる，形状が不整であまり隆起のない黒色病変
- 眼窩の奥深くまで浸潤病巣を形成している可能性がある

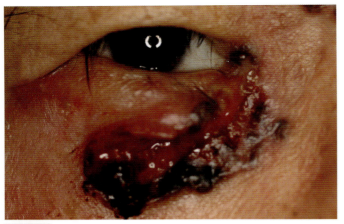

症例 34 基底細胞癌
- 下眼瞼から下方に及ぶ，潰瘍形成を伴った大きな病変

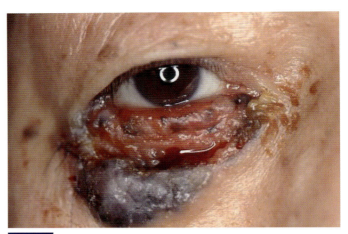

症例 35 基底細胞癌
- 治療が遅れたため，下眼瞼に著しい組織破壊を生じた症例

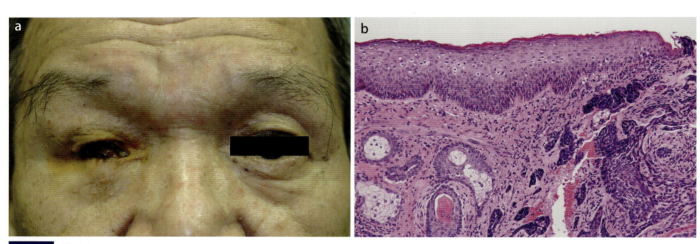

症例 36 基底細胞癌
a：下眼瞼の広範囲に及ぶ浸潤病巣により，瞼裂が狭くなってしまっている．
b：病理組織像．表皮の下に濃染する核を有する細胞が，島状・索状に深部にまで及んでいる．いわゆる斑状強皮症型（morphea form）と呼ばれる組織像．

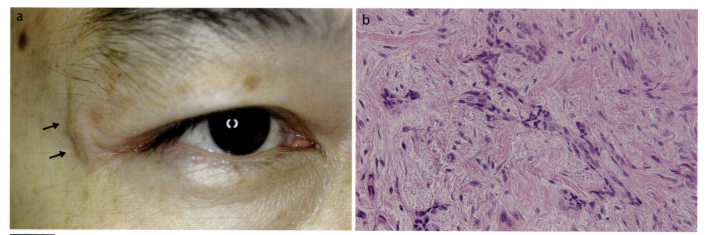

症例 37 基底細胞癌
a：一見，大きな問題はなさそうであるが，矢印の部分の皮下から眼窩にかけて病変が存在した再発例．
b：病理組織像．紡錘形の細胞が索状に増殖している．斑状強皮症型（morphea form）である．

悪性腫瘍

脂腺癌
sebaceous gland carcinoma

 臨床像

- 眼瞼の脂腺には、瞼板内のマイボーム腺と睫毛根の Zeiss 腺の 2 つがあり、これらの脂腺に由来する悪性腫瘍が脂腺癌である。そのほとんどはマイボーム腺由来と考えられるが、両者の区別は臨床的にはもちろん、組織学的にも困難なことが多い。涙丘にも脂腺が豊富に存在しており、脂腺癌が発生することがある。
- 眼瞼の脂腺癌は欧米では非常にまれな腫瘍とされるが、アジア、なかでもわが国では決してまれな疾患ではない。
- 一般に高齢者にみられる悪性腫瘍であり、上眼瞼からの発生例が多いとされるが、30～40 歳代の症例や、下眼瞼由来の脂腺癌も少なくない。
- 腫瘍は黄色～黄白色を呈することが多い。その理由は腫瘍内に脂肪組織を含んでいるためであるが、色調は症例によりさまざまである。随伴する炎症の程度が強く、血管の分布が多いと赤色調となる。
- しばしば霰粒腫や麦粒腫と誤診されるが、脂腺癌では不規則に走行する血管、あるいは口径不同を伴った血管が腫瘤の表層にみられることが多く、他の非腫瘍性病変との鑑別のポイントとなる。
- 睫毛列に発生した場合にはその部分の睫毛が脱落し、脂腺癌をはじめとする悪性腫瘍を疑う根拠となるが、睫毛の脱落は必発の所見ではない。
- 眼瞼皮膚側にはわずかな隆起を認めるのみ、あるいはほとんど病変らしい変化はみられなくても、翻転することによって瞼結膜側に黄色調を呈する腫瘤の存在が露わになることも多い。
- まれにではあるが、瞼結膜に基底を有する突出した病変を形成したり(茎状突出型 pedincular)、反対にまったく隆起や結節性病変を形成せずに、乳癌の一型である Paget 病のように結膜上皮内に扁平な浸潤病巣を形成することもある(pagetoid spread)。特に後者はアレルギー性結膜炎や慢性結膜炎などと誤診され、診断が遅れがちとなる。時に結膜側の腫瘍性病変が角化をきたし、表層に白色の角質を伴っていることがある。
- 脂腺癌は耳前リンパ節や顎下リンパ節などに転移を来す可能性がある。また、放置すると眼窩深部から頭蓋内まで浸潤していくこともあり、これらの症例は生命を脅かすことになる。
- きわめてまれな病態として、脂腺癌とともにケラトアカントーマ、さらに消化器癌などを合併する Muir-Torre 症候群が知られている。常染色体優性遺伝を示し、その発症には MSH2、MLH1 などの DNA ミスマッチ修復遺伝子の変異が関与しているとされる。

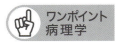 **ワンポイント病理学**

- 核の異型を伴う泡沫状で淡い好酸性の胞体を有する細胞が増殖し、核分裂像も散見される。摘出組織をホルマリン固定せずに凍結標本で脂肪染色(Oil-red O 染色や Sudan III 染色)を行うと、腫瘍細胞の胞体内にみられる泡沫状の部分が脂肪であることが確認される。脂肪産生細胞の確認には、adipophilin などの免疫染色も行われる。
- ときに扁平上皮への分化を示す組織像が混在し、角化傾向を来すことがある。

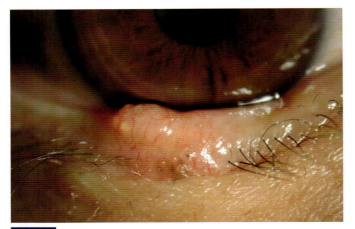

症例1　脂腺癌
- 下眼瞼縁に生じた境界が不明瞭な小腫瘤
- 表層の毛細血管の拡張とともに，脂肪による黄色い部分がみられる

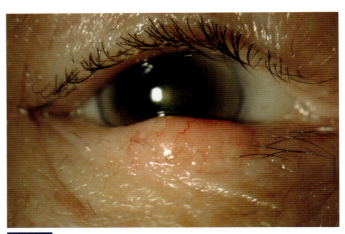

症例2　脂腺癌
- 下眼瞼に生じた境界の不明瞭な結節性腫瘤
- 表層には不規則な走行を示す血管がみられる
- 睫毛が消失している

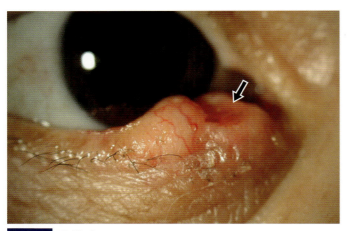

症例3　脂腺癌
- 下涙点を巻き込むように生じた腫瘤
- 拡張・蛇行した血管とともに，霰粒腫の診断のもと，切開・搔爬の処置を受けた痕跡がみられる（矢印）

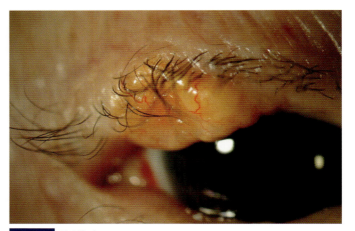

症例4　脂腺癌
- 上眼瞼に生じた不整形の黄色い腫瘤
- 睫毛は脱落はしていないが，不規則な方向に生えている

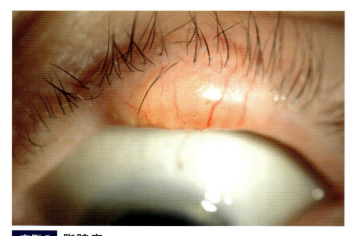

症例5　脂腺癌
- 上眼瞼縁に生じた淡い黄色調の結節性腫瘤
- 縦走する拡張した血管が目立つ
- 睫毛は脱落していない

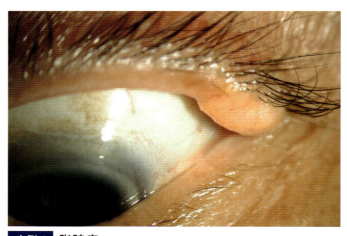

症例6　脂腺癌
- 上眼瞼縁に生じた表面の平滑な，一見，良性腫瘍を思わせる黄白色の結節性病変

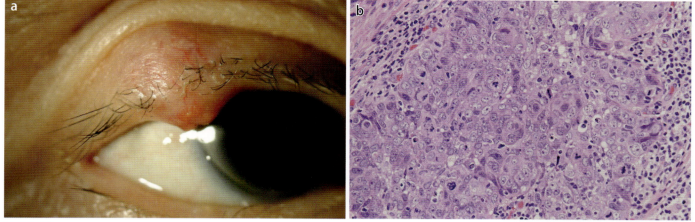

症例7　脂腺癌

a：上眼瞼に生じたやや発赤を伴う結節性の腫瘤．周囲と比較するとやや睫毛が少ない．表層に拡張した血管もみられる．
b：病理組織像．空胞を含んだ大きな胞体と異型核を有する細胞の増殖がみられる．多数の核分裂像が観察される．周囲にはリンパ球の浸潤もみられる．

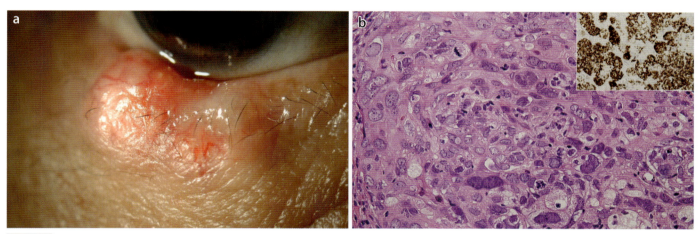

症例8　脂腺癌

a：下眼瞼に生じた発赤の強い腫瘤．睫毛はまばらに生えている．
b：病理組織像．きわめて異形成の強い核と泡沫状の胞体をもつ細胞が不規則に増殖している．免疫染色では脂腺由来の腫瘍であることを示す adipophilin が陽性である（右上）．

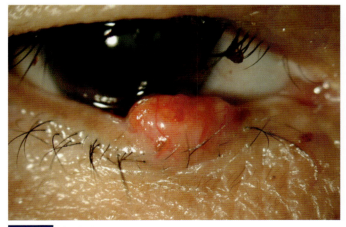

症例9　脂腺癌

- 下眼瞼縁に生じた，脂腺癌らしくない境界明瞭な赤い結節性腫瘤

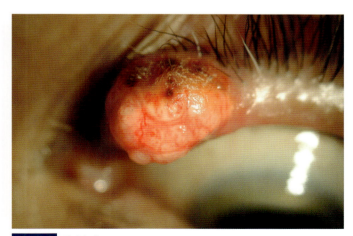

症例10　脂腺癌

- 上眼瞼縁に生じた，半球状の境界明瞭な血管に富む腫瘤

悪性腫瘍：脂腺癌

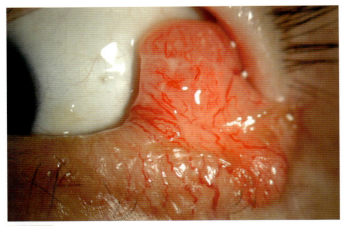

症例 11 脂腺癌
- 下眼瞼から眼表面に沿うように，舌状に増殖した腫瘍
- 拡張した血管の増生が目立つ
- 睫毛も脱落している

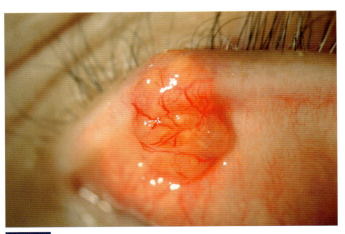

症例 12 脂腺癌
- 上眼瞼縁〜瞼結膜側にかけて生じた腫瘍
- 拡張した不規則な走行を示す血管と黄色調の内容物がみられる

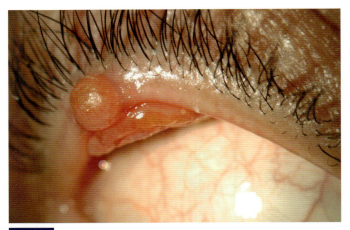

症例 13 脂腺癌
- 上眼瞼縁の表面平滑な良性腫瘍を思わせる半球状の小腫瘍とともに，瞼結膜側に連続した病変が確認できる

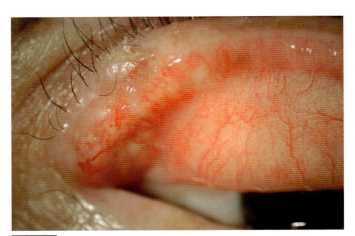

症例 14 脂腺癌
- 上眼瞼の皮膚側にはほとんど異常はみられないが，翻転すると眼瞼縁が帯状に肥厚し，発赤とともに黄色調を呈している

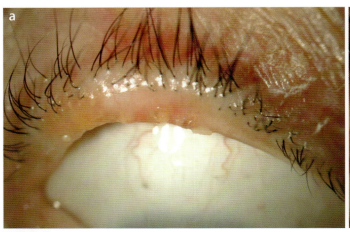
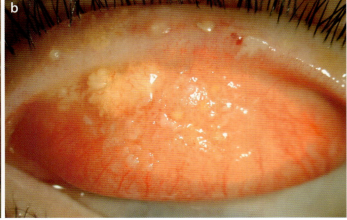

症例 15 脂腺癌
a：上眼瞼縁に隆起を呈することなく広がる病変．上眼瞼皮膚の発赤とともに，マイボーム腺機能不全様の所見がみられる．
b：翻転すると，上眼瞼結膜に扁平で境界不明瞭な黄色の顆粒状病変がみられる．瞼結膜はびまん性に充血している．

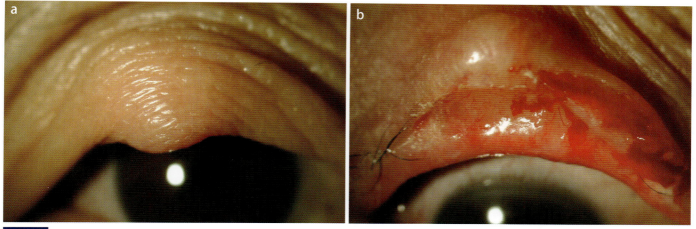

症例16 脂腺癌

a：上眼瞼縁に生じた特徴のない霰粒腫様の結節性病変．
b：上眼瞼を少し挙上すると，瞼縁はびまん性に発赤・肥厚し，出血もみられる．睫毛はほぼすべて脱落している．

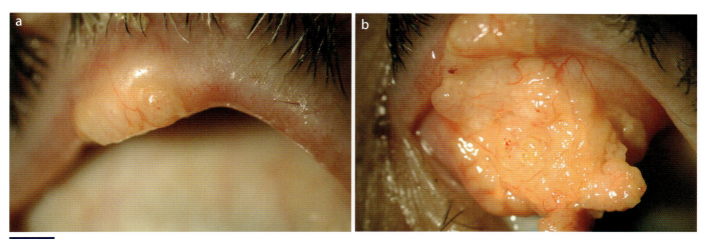

症例17 脂腺癌

a：上眼瞼縁のわずかな隆起を有する黄白色の腫瘤．
b：上眼瞼を翻転すると，凹凸のある奇怪な外観の黄色腫瘤が観察される．このように大きな腫瘤であっても，異物感などの自覚症状に乏しいことが診断の遅れにつながる．

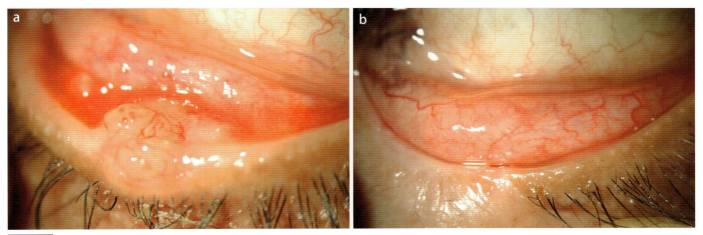

症例18 脂腺癌

a：下眼瞼縁に生じた黄白色の境界不明瞭な腫瘤．腫瘤上に不規則な走行の血管がみられる．
b：安全域とともに下眼瞼腫瘍を切除し，上眼瞼の瞼板と瞼結膜を有茎弁として下眼瞼の補填に利用した再建（Hughes法）施行後，1年の所見．

悪性腫瘍：脂腺癌 55

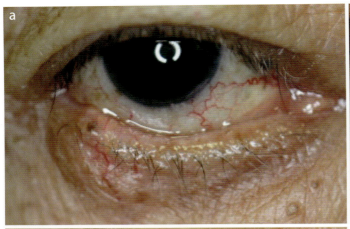
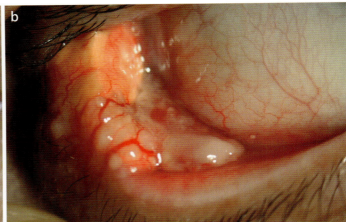
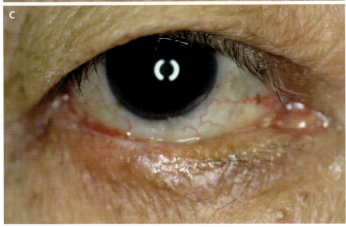

症例 19　脂腺癌

a：下眼瞼の耳側に拡張した血管と，わずかな肥厚がみられる．
b：下眼瞼を牽引すると，瞼縁から瞼結膜にかけて著しく拡張した血管と黄色の腫瘤が現れる．
c：一定の安全域とともに下眼瞼の腫瘍を完全切除し，上眼瞼を利用した再建（Hughes法）施行後，1年の所見．

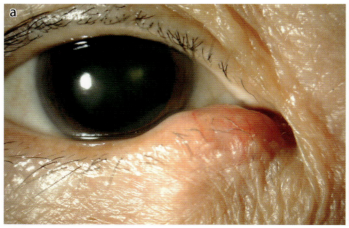
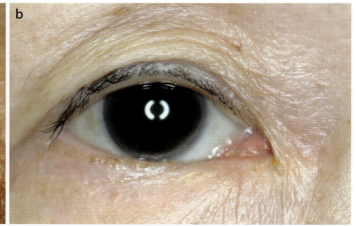

症例 20　脂腺癌

a：下涙点を含む下眼瞼鼻側の結節性腫瘤．
b：下涙点，涙小管を含めて腫瘍を完全切除後，外眥靱帯を切開し，耳側の眼瞼を鼻側に移動して下眼瞼を再建，6か月後の所見．

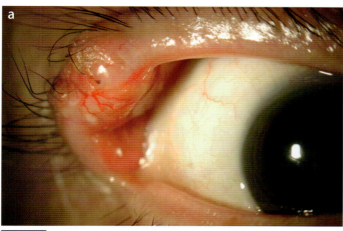
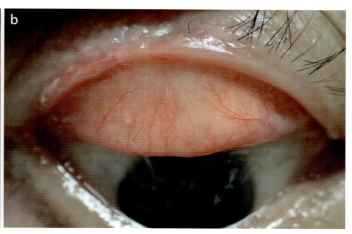

症例 21　脂腺癌

a：上眼瞼外側の発赤を伴った結節性腫瘍．瞼結膜にまで病変が及んでいる．
b：腫瘍を含めた上眼瞼の腫瘍を切除し，眼瞼皮膚の伸展皮弁と瞼板を含んだ下眼瞼結膜の遊離移植を施行後，7 か月の所見．移植片は生着し，再発もみられない．

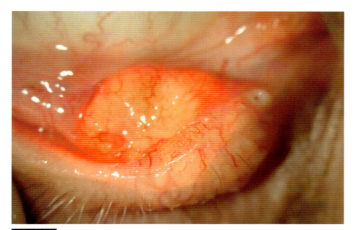

症例 22　脂腺癌

- 下涙点のすぐ脇の下眼瞼縁〜瞼結膜に及ぶ黄色の腫瘤
- 周囲には充血がみられる

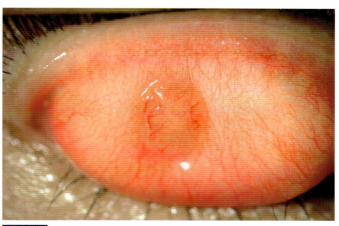

症例 23　脂腺癌

- 瞼結膜の中央付近に生じたわずかな隆起を伴う楕円形の病変
- 皮膚側には異常はみられないため，翻転して観察しないかぎり，病変の発見は不可能なケース

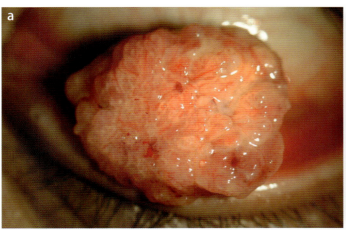
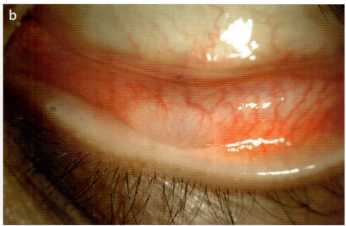

症例 24　脂腺癌

a：下眼瞼結膜に生じたカリフラワー状の増殖を示す大きな病変．病変の大きさと比較すると基底部は小さく，珊瑚状に増大していることがわかる．
b：下眼瞼前葉は温存し，後葉のみを安全域を含めて切除，1 年半後の所見．

悪性腫瘍：脂腺癌

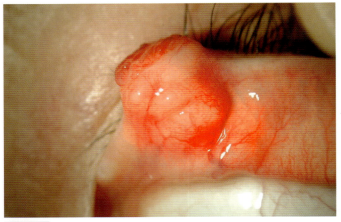

症例 25 脂腺癌
- 上眼瞼結膜にみられる突出した結節性病変
- 局所的な充血がみられる

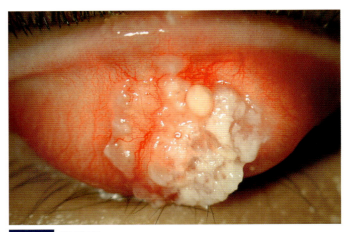

症例 26 脂腺癌
- 上眼瞼結膜に角化を伴い不整な増殖を示した症例

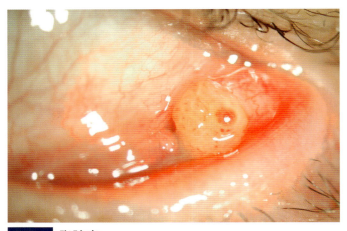

症例 27 脂腺癌
- 下眼瞼結膜の耳側に生じた，比較的境界明瞭な黄色の半球状腫瘤
- fibrovascular core のような赤い斑点が観察される

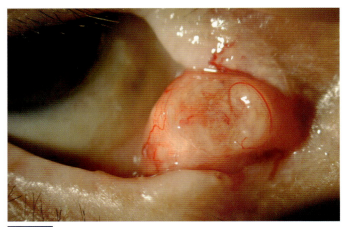

症例 28 脂腺癌
- 涙丘から生じた表面平滑な腫瘤
- 不規則な走行の血管が観察される

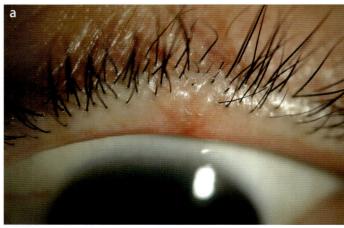
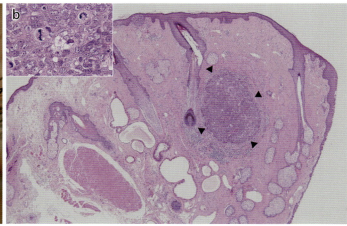

症例 29 脂腺癌

a：上眼瞼縁にわずかな隆起と瞼結膜側に発赤を有する小病変．生検の結果，脂腺癌であった．
b：病理組織像．生検により診断を確認後，改めて眼瞼を全層切除した．矢頭に囲まれた部分の強拡大像（左上）．核分裂像も散見される．

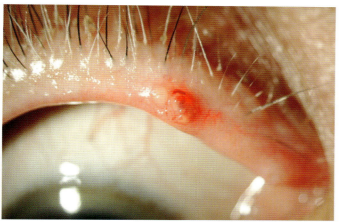

症例 30 脂腺癌
- 上眼瞼縁に生じた，マイボーム腺梗塞やマイボーム腺炎を思わせる小さな病変
- 生検の結果，脂腺癌であった

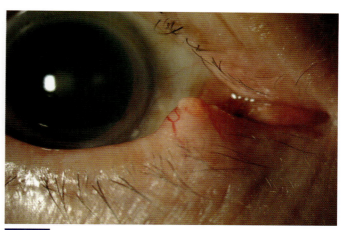

症例 31 脂腺癌
- 下涙点付近から生じ，山のような隆起を示している
- 涙小管炎との鑑別を要する

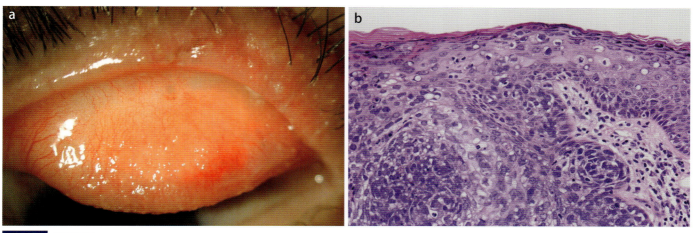

症例 32 脂腺癌
a：上眼瞼結膜〜眼瞼縁の表皮にかけて，びまん性に広がる病変．全体にわずかに黄色調を呈しているが，隆起はほとんどみられない．
b：病理組織像．角化傾向を示す結膜上皮と，その直下には泡沫状の胞体を有する異型成の強い細胞が浸潤しており，実質まで連なるように増殖している．

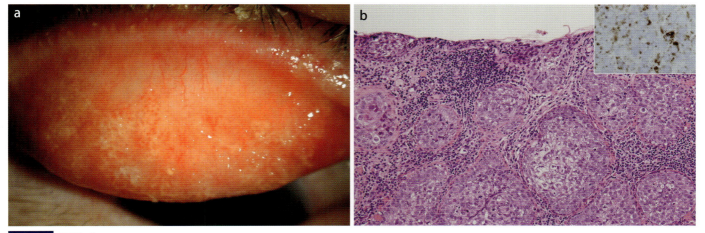

症例 33 脂腺癌
a：症例 32 よりもやや隆起があり，不整な外観を呈するびまん性の結膜病変．脂肪成分の存在によって黄色調を呈している部分がある．
b：病理組織像．結膜上皮内に腫瘍細胞が浸潤し，上皮が欠落しているところもある．上皮下には泡沫状の腫瘍細胞が胞巣を形成している．同部位では免疫染色で adipophilin が陽性を示している（右上）．上皮下には炎症細胞の浸潤もみられる．

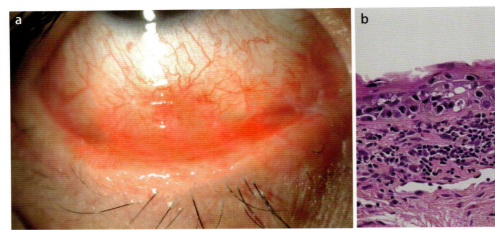
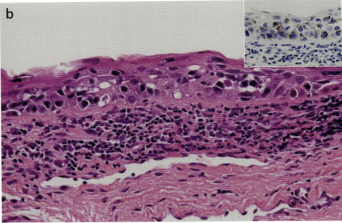

症例34 脂腺癌

a：「慢性結膜炎」「眼類天疱瘡」の診断で長期に経過観察されていた症例．下眼瞼縁にわずかな肥厚と瞼結膜の充血がみられ，円蓋部が浅くなっているが，隆起性病変は皆無である．

b：病理組織像．結膜上皮内に泡沫状の胞体をもつ細胞がみられ，これらは免疫染色でadipophilinが陽性である（右上）．Paget病様の浸潤パターンである（pagetoid spread）．上皮下には炎症細胞の浸潤もみられる．

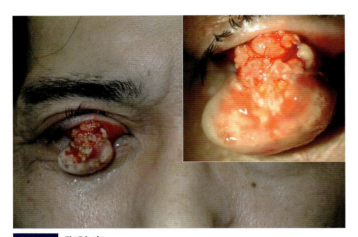
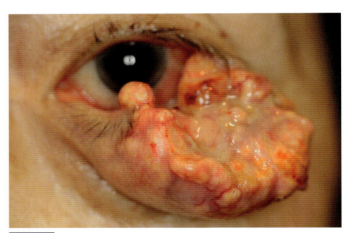

症例35 脂腺癌
- 茎状突出型（pedincular）と呼ばれるタイプで，眼瞼結膜側に大きな腫瘤がみられる
- 基底部の形状は不整で出血もみられるが，それ以外は比較的平滑である

症例36 脂腺癌
- 長期にわたって治療が行われなかった症例
- リンパ節転移は生じていない

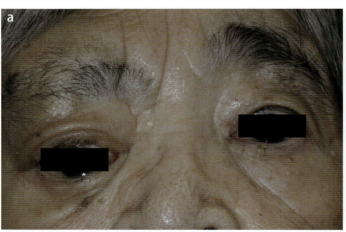
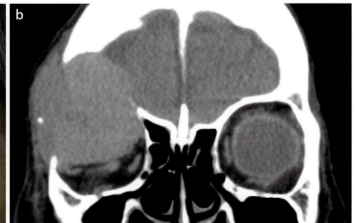

症例37 脂腺癌

a：右眼が著しく下方に偏位しているが，一見，眼瞼には異常はみられない．翻転した上眼瞼結膜にも異常はなかった．

b：X線CT所見．眼窩上方の深部に大きな腫瘤がみられる．眼窩の上壁と外壁を破壊し，腫瘍は頭蓋内〜皮下にまで浸潤している．皮膚側からの生検により脂腺癌の診断に至ったが，原発組織は不明であった．

悪性腫瘍

扁平上皮癌
squamous cell carcinoma

臨床像
- 眼瞼にみられる扁平上皮癌のうち，眼瞼皮膚に由来する症例はきわめてまれで，多くは眼瞼結膜に発生し，腫瘍の増殖とともに眼瞼皮膚側にも浸潤していく．角化傾向が強いと硬い病変となり，瞼結膜側の表層には角化による白斑症をみることがある．
- 進行とともに著しい組織破壊を生じ，眼窩深部や眼球壁，時に眼内にまで腫瘍が浸潤していくことがある．所属リンパ節への転移を生じることがある．

ワンポイント病理学
- 核の大小不同や異型を伴った上皮細胞が，極性を失いながら基底膜を越えて増殖する．分化型の扁平上皮癌では上皮内に異常角化（dyskeratosis）が随所にみられ，癌真珠（keratin pearl）の形成がみられる．

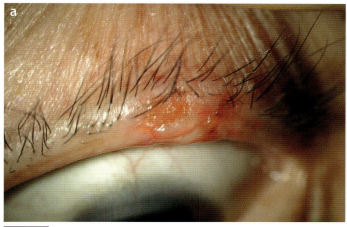
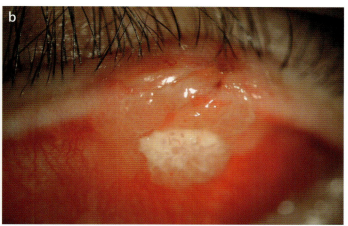

症例1　扁平上皮癌
a：上眼瞼縁に生じた，びらんを伴う境界の不明瞭な病変．
b：上眼瞼を翻転すると，主病巣は眼瞼結膜にあることがわかる．眼瞼縁にみられる扁平上皮癌の多くはこのように結膜由来のことが多い．瞼結膜側には角化による白斑症がみられる．

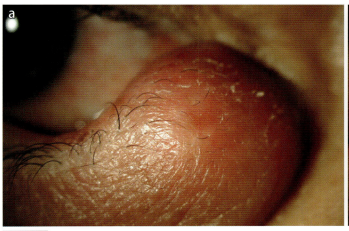
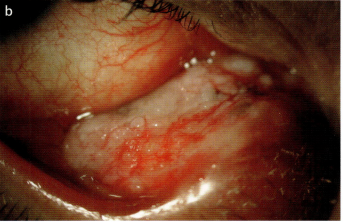

症例2　扁平上皮癌
a：下眼瞼皮下の，やや発赤した母指頭大の腫瘤．
b：翻転すると主たる病変は下眼瞼結膜に存在し，増大した腫瘍が皮下に及んで a のような硬結を形成していることがわかる．円蓋部には角化した白色病変がみられる．

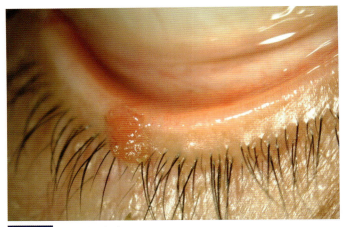

症例 3　扁平上皮癌
- 下眼瞼縁に生じた，わずかな発赤と隆起を伴った結節性病変

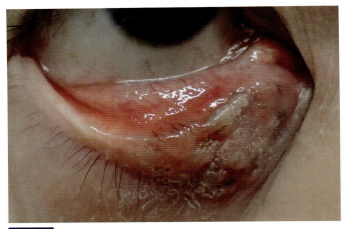

症例 4　扁平上皮癌
- 眼瞼皮膚と瞼結膜のどちらが原発巣であるのか判然としない例

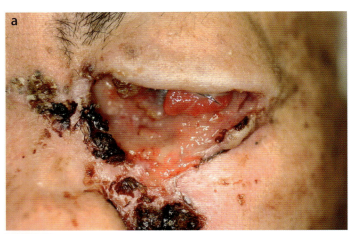

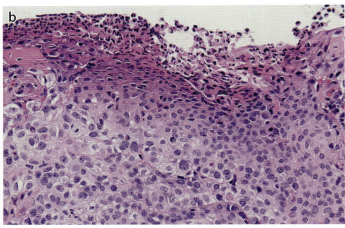

症例 5　扁平上皮癌

a：数年以上にわたり放置していたために下眼瞼のみならず，眼窩，眼球壁にまで癌が浸潤している．
b：病理組織像．異形成を伴った上皮細胞が基底膜を越えて真皮内に浸潤している．表皮には多核白血球がみられる．

ひとり言　なぜ，こんなになるまで……

　症例5に代表されるように，ごく限られた症例数ではあるが，「なにゆえここまで腫瘍が大きくなるまで放置しておいたの？」とつぶやかずにはいられないケースに遭遇することがある．扁平上皮癌に限らず，基底細胞癌（症例34，35 ☞50頁）や脂腺癌（症例35，36 ☞60頁）などでも同様である．

　進行するまで正しい診断や治療を受けてこなかった背景には症例ごとにさまざまな理由があろうし，やむを得ない事情が隠されている可能性も考えられる．一方，病変が進行し，明らかに尋常でない経過をたどりながらも長い間，医療機関への受診を避ける原因として，初期の段階における眼科での診断が「霰粒腫」「結膜炎」といったありふれた病名であった事例はときどき経験される．この「たいしたことのない」疾患名を唯一の拠り所とし，「悪い病気とは思わなかった」「病院に行く必要はないと思っていた」と聞かされる場合があり，初期診療に当たる最前線の眼科医の責任を見逃せない事例があることも確かである．

悪性腫瘍

悪性リンパ腫
malignant lymphoma

臨床像

- 眼付属器に生じる悪性リンパ腫の多くは涙腺組織を含む眼窩内，もしくは結膜由来であるが，まれに眼瞼の皮下に発生することがある．結膜ではそのほとんどが粘膜関連リンパ組織(mucosa associated lymphoid tissue：MALT)リンパ腫であり，眼窩も MALT リンパ腫が多くを占め，次いでびまん性大細胞型リンパ腫(diffuse large B cell lymphoma：DLBCL)などがみられるが，眼瞼も眼窩と同様，DLBCL はまれではない．
- 通常，眼瞼皮下の無痛性硬結として発見され，初期には霰粒腫などとの鑑別が問題となるが，霰粒腫と異なり経時的に増大していき，非常に短期間で大きくなっていくこともある．皮下に生じる腫瘤の位置(深さ)によって病巣は鮮紅色を呈することもあれば，皮膚と同じ色調を呈することもある．

ワンポイント病理学

- DLBCL は病理組織学的にいくつかのサブタイプに分類されるが，多くは中心芽球型と称される空胞状の核や繊細なクロマチンを有する核を有する中～大型の細胞の増殖からなる．
- ほとんどは B 細胞由来のため，免疫染色では CD19，CD20，CD22，CD79a などの B 細胞マーカーが陽性となるが，ごくまれに T 細胞由来のリンパ腫のことがある．

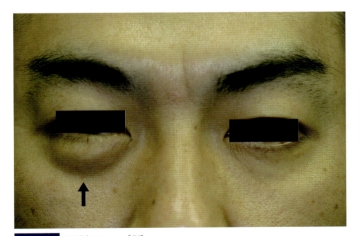

症例1 悪性リンパ腫
- 右下眼瞼の内眼角～外眼角に及ぶ皮下の硬結
- 生検の結果，びまん性大細胞型リンパ腫であった

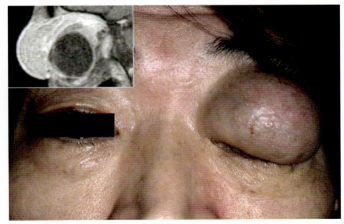

症例2 悪性リンパ腫
- 左上眼瞼に生じた自発開瞼不能なほど増大した腫瘤
- ガドリニウムによる造影 MRI の矢状断像では，眼瞼皮下の腫瘤が眼球の上～後方にまで及んでいるのがわかる(左上)
- 生検の結果，MALT リンパ腫であった

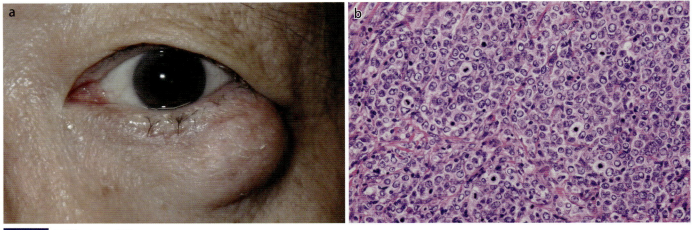

症例3　悪性リンパ腫

a：下眼瞼耳側の皮下に母指頭大の硬結がみられる．
b：病理組織像．大型の核を有するリンパ腫細胞がびまん性に増殖している．核分裂像も多数みられる．びまん性大細胞型リンパ腫である．

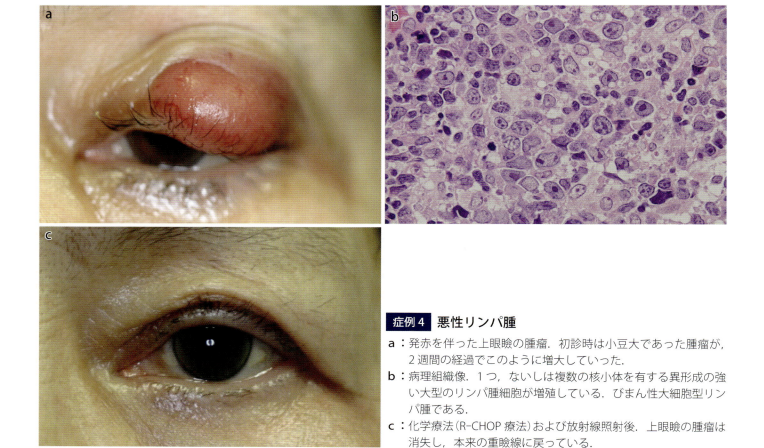

症例4　悪性リンパ腫

a：発赤を伴った上眼瞼の腫瘤．初診時は小豆大であった腫瘤が，2週間の経過でこのように増大していった．
b：病理組織像．1つ，ないしは複数の核小体を有する異形成の強い大型のリンパ腫細胞が増殖している．びまん性大細胞型リンパ腫である．
c：化学療法（R-CHOP療法）および放射線照射後．上眼瞼の腫瘤は消失し，本来の重瞼線に戻っている．

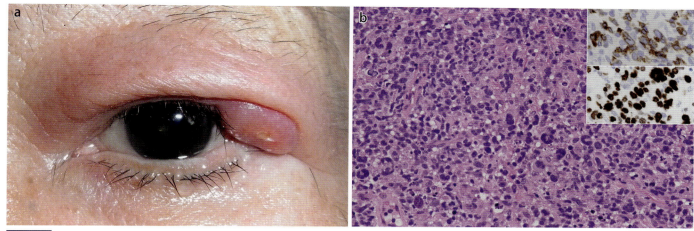

症例5 悪性リンパ腫

a：上眼瞼の耳側に，桃色調の表面平滑で境界明瞭な腫瘤がみられる．上眼瞼が広範囲に発赤し，浮腫を生じている．
b：病理組織像．異型成の強い細胞が皮下に増殖している．免疫染色ではCD3が陽性のため，T細胞由来であることがわかる（右上，上段）．MIB1陽性細胞がきわめて多い（右上，下段）．比較的まれなT細胞リンパ腫である．

> **ひとり言**
>
> ### 繰り返します！　病理検査の重要性
>
> ここに掲げた悪性リンパ腫は**症例2**を除き，すべて霰粒腫として紹介，あるいは薬物治療が一定期間にわたって行われていた症例である．
>
> 実際，自分自身でも霰粒腫として外来で切開，処置に臨み，術中所見が通常の霰粒腫とは明らかに異なることに気づいて慌てて病理組織検査に切除検体を回し，診断に至ったこともある．
>
> 普通ではない臨床経過，いつもと違う術中所見と思ったならば，外注システムを利用してでも必ず病理組織学的検査を行うことを心がけたい．極論すれば，病理組織検査をオーダーできる体制にないクリニックでは，たとえ霰粒腫であっても外科的処置は控えるのが無難であり，患者さんを不幸にしないための未然の防止策かもしれない．

悪性腫瘍

Merkel 細胞癌
Merkel cell carcinoma

臨床像

- 神経内分泌細胞である Merkel 細胞に由来する悪性腫瘍で，高齢者の顔面や頭頸部に好発する．眼瞼では上眼瞼にみられることが多く，やや女性に多い．
- 外観は半球状～球状の表面が平滑な腫瘤で，赤色～鮮紅色の色調を呈するのが特徴である．表層からは毛髪が生えていることがある．
- きわめて悪性度の高い腫瘍である．

ワンポイント病理学

- 眼瞼皮膚の真皮内に，細胞質に乏しい円形の細胞がシート状に増殖し，核分裂像がみられる．表皮は正常に保たれている．
- 免疫染色ではサイトケラチンなどの上皮性のマーカーのほか，神経特性エノラーゼ（neuron specific enolase：NSE），chromogranin A や synaptophysin などが陽性となる．電顕では直径 100～150 nm の有芯顆粒（dense core granule）がみられる．
- 免疫染色などによって腫瘍組織の中にウイルス抗原（Merkel cell polyomavirus）が検出されることがある．

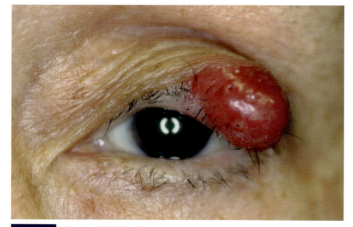

症例 1 Merkel 細胞癌
- 上眼瞼の耳側に生じた示指頭大の境界鮮明な鮮紅色の腫瘤
- 腫瘤の表層からは毛髪が生えている

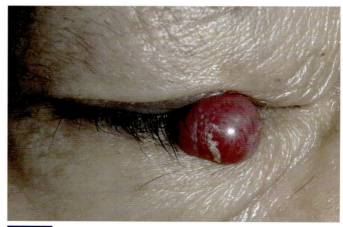

症例 2 Merkel 細胞癌
- 上眼瞼の鼻側に生じた鮮紅色の球状腫瘤

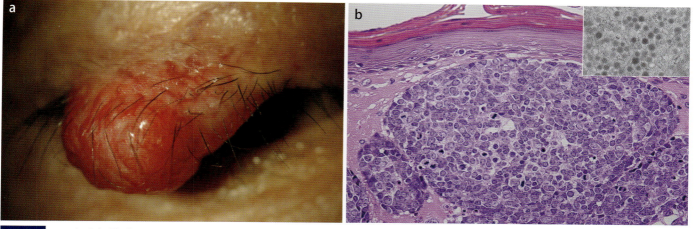

症例3 Merkel 細胞癌

a：上眼瞼に生じた母指頭大の赤色腫瘤．腫瘤から多数の毛髪が生えている．
b：病理組織像．円形で一見，大型のリンパ球を思わせる N/C 比の大きな細胞の集塊がシート状に増殖している．核分裂像も散見される．腫瘍細胞は真皮内で増殖しており，表皮には及んでいない．電顕では有芯顆粒（dense core granule）が観察される（右上）．

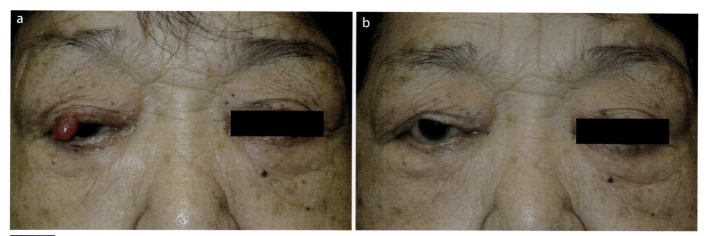

症例4 Merkel 細胞癌

a：上眼瞼に生じた小豆大の赤桃色の表面が平滑な腫瘤．
b：治療後．十分な安全域とともに上眼瞼の腫瘍を切除し，下眼瞼を利用して上眼瞼を再建（Hughes 法），1年後の所見．

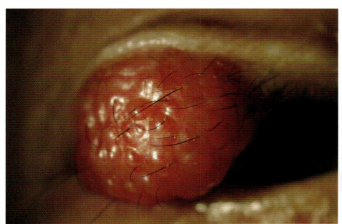

症例5 Merkel 細胞癌

- 上眼瞼に生じた母指頭大の赤色腫瘤
- 表層には小さな結節状の隆起と多数の毛髪が観察される

悪性腫瘍：Merkel 細胞癌　67

鑑別疾患

霰粒腫
chalazion

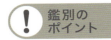
**鑑別の
ポイント**

- 霰粒腫の臨床像はきわめてバリエーションに富み，その発生部位，発生後の時間的経過（病期），併発する炎症の有無などにより，さまざまな眼瞼腫瘍，あるいは結膜腫瘍との鑑別を要する．
- なかでも脂腺癌との鑑別には最も留意する必要がある．特に高齢者にみられる霰粒腫様の病変では，常に病理組織学的な検索を心がけたい．
- 脂腺癌や基底細胞癌ではしばしば睫毛の脱落がみられ，これが悪性を疑う根拠となるが，霰粒腫でも症例によっては局所的に睫毛が失われることがある．すなわち，睫毛の有無だけで良性・悪性の判断をすることはできない．

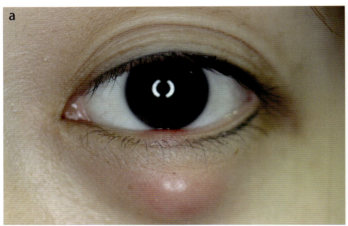
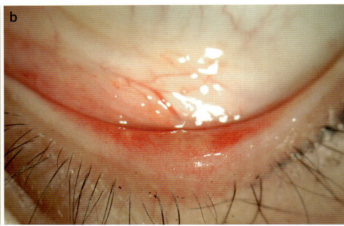

症例1　霰粒腫
a：下眼瞼に生じた無痛性の発赤を伴った硬結．眼瞼縁にも限局性の発赤がみられる．
b：眼瞼結膜に黄色調の硬結と，その周囲に充血がみられる．

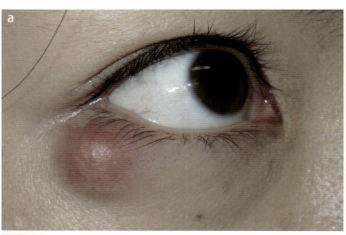
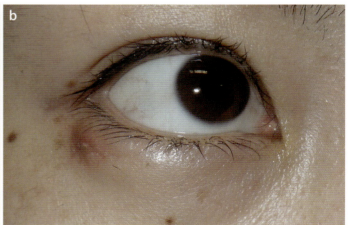

症例2　霰粒腫
a：下眼瞼に生じた発赤を伴う皮下の硬結．
b：経皮的に切開，掻爬，および皮膚縫合による処置を施行，1週間後の所見（抜糸直後）．

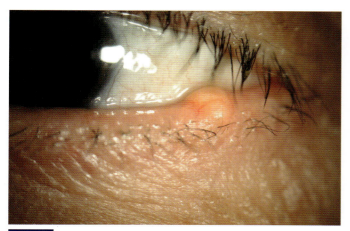

症例 3 霰粒腫
- 下眼瞼縁に生じた黄色の限局性硬結性病変

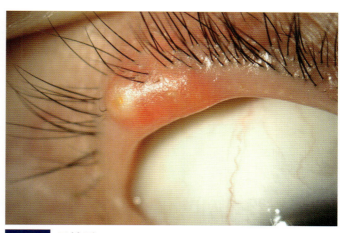

症例 4 霰粒腫
- 上眼瞼縁に生じた発赤を伴う硬結
- 一部，黄色調を呈しているところがある

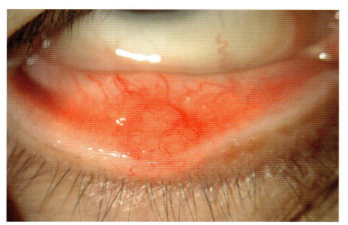

症例 5 霰粒腫
- 下眼瞼結膜のわずかな隆起を伴う，瞼縁まで及ぶ病変

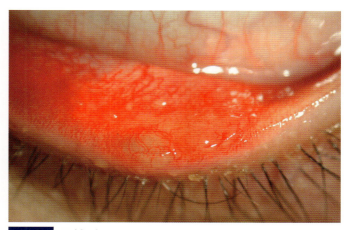

症例 6 霰粒腫
- 下眼瞼結膜に生じた瞼縁まで及ぶ黄色調の病変
- 瞼結膜のびまん性充血と，睫毛根部に広範な脂漏がみられる

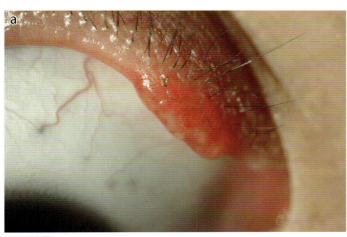

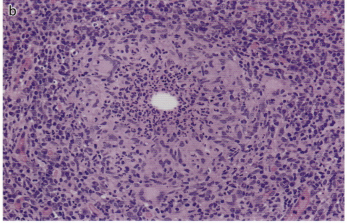

症例 7 霰粒腫

a：上眼瞼縁から突出した発赤を伴う結節性病変．
b：病理組織像．中央の脂肪滴の周囲に好中球，その周囲に多核巨細胞を伴う類上皮細胞，さらにその周囲にリンパ球や形質細胞の浸潤がみられる．

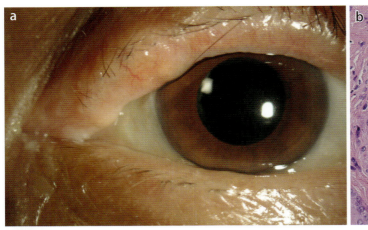
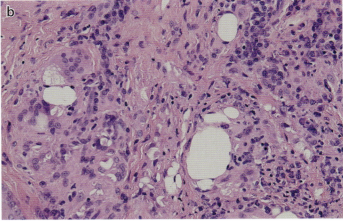

症例 8 霰粒腫

a：高齢者の眼瞼縁に生じた，一見，脂腺癌を思わせる境界不明瞭な腫瘤．
b：病理組織像．脂肪組織の周囲に類上皮細胞がみられる．悪性所見はない．

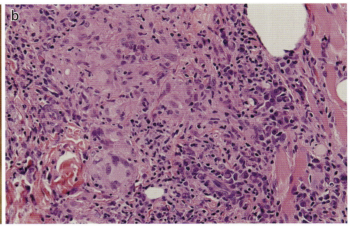

症例 9 霰粒腫

a：高齢者の上眼瞼に生じた，わずかに黄色調を示す硬結性病変．瞼縁には充血がみられ，病変に一致して睫毛が脱落している．
b：病理組織像．脂肪滴とともに類上皮細胞からなる肉芽腫と炎症細胞の浸潤がみられる．

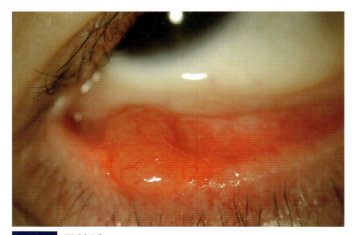
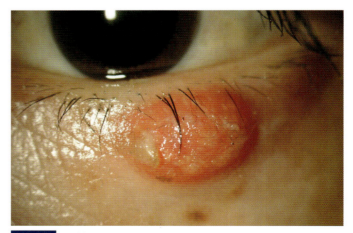

症例 10 霰粒腫

- 下眼瞼結膜の結節性病変
- 発赤が強い

症例 11 霰粒腫

- 下眼瞼皮膚の，境界明瞭な赤い結節性病変

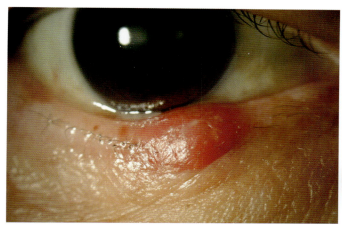

症例 12　霰粒腫
- 腫瘤全体が発赤し，睫毛も脱落してることから，悪性腫瘍も疑われる症例

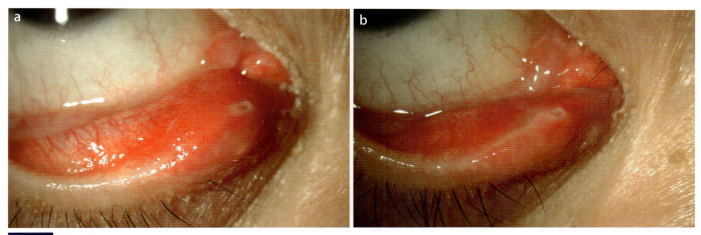

症例 13　霰粒腫
a：発赤を伴う下涙点を中心とした硬結．涙点は閉鎖していない．一見，涙小管炎を疑わせる所見．
b：経結膜的に切開，搔爬処置を施行して，2週間後の所見．

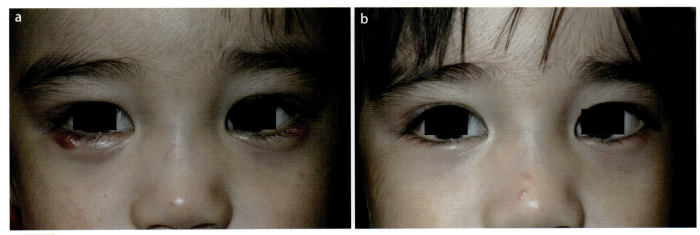

症例 14　霰粒腫
a：4歳児の両下眼瞼に生じた発赤を伴う結節性病変．
b：眼圧上昇に注意しながらステロイド軟膏を適宜塗布し，6か月後．腫瘤はほぼ消失している．

鑑別疾患：霰粒腫

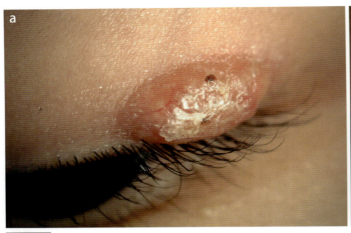 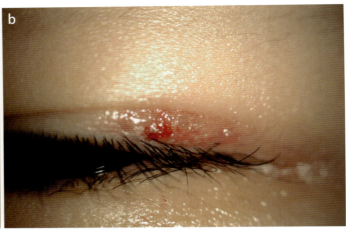

症例 15 霰粒腫

a：小児にみられた陳旧例．表層に痂皮がみられる．
b：3か月後．特に加療することなく経過観察していたところ，腫瘤は徐々に縮小していった．

> **ひとり言**
>
> ### 奥が深い霰粒腫
>
> 　結膜側から切開すべきか，皮膚側から切開して縫合まで行うべきか，その外科的アプローチに関する方法論のみならず，乳幼児の症例に対していつまで薬物療法で粘ったらよいのかなど，さまざまな議論があり，実臨床でも悩むことが少なくないのがこの霰粒腫であろう．
>
> 　診断についても，例えば**症例 8** と**症例 9**（☞ **70 頁**）は，それぞれ 80 歳代と 90 歳代の症例であり，睫毛の脱落を含めた肉眼的所見は脂腺癌を疑っても仕方がない．むしろ脂腺癌を疑うべき症例ともいえる．
>
> 　眼科医を続けていくかぎり，霰粒腫にはあれこれ考えさせられる機会が続くことであろう…．

鑑別疾患

膿瘍
abscess

> **鑑別のポイント**
> - 細菌感染が原因となって生じる眼瞼皮下の膿瘍は，通常，皮膚の発赤を伴い，触診すると弾性軟で，境界が不明瞭であることが特徴である．
> - 強いて挙げるとすれば皮下の囊胞性腫瘍が鑑別の対象となるが，類表皮囊胞や類皮囊胞は境界が明瞭で，弾性軟～弾性硬の可動性のある腫瘤として触知されることから鑑別は可能である．

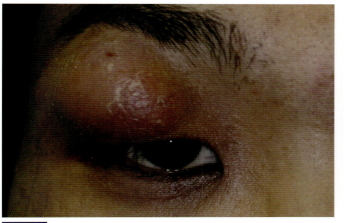

症例1　膿瘍
- 上眼瞼の皮下に波動を伴う軟らかい病変が触知される

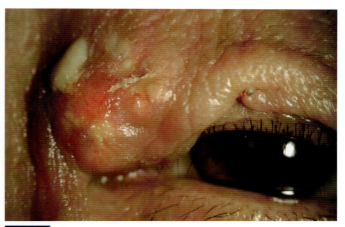

症例2　膿瘍
- 高齢者の上眼瞼にみられた発赤を伴う比較的境界明瞭な腫瘤
- 皮膚を切開したところ，大量の濃が排出された

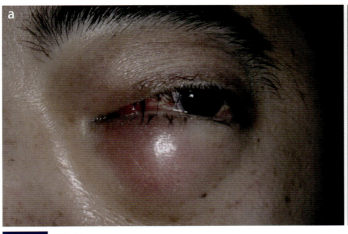
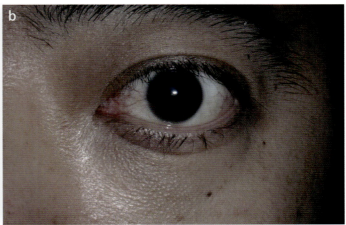

症例3　膿瘍
a：下眼瞼皮下の発赤を伴う軟らかな病変．眼球が上耳側に偏位している．
b：下眼瞼の切開排膿後，2週間の所見．眼位も正位に戻っている．

鑑別疾患

涙小管炎
lacrimal canaliculitis

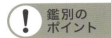
鑑別の
ポイント

- 涙小管炎は，涙点を中心として鼻側の眼瞼縁が限局性に肥厚することが多いため，腫瘍，とくに脂腺癌などとの鑑別を要するほか，霰粒腫とも紛らわしいことがある．
- 涙小管炎は涙点開口部の拡大や，開口部に肉芽の形成をみることが多い．涙小管内の掻爬や圧出による涙結石の検出，さらに培養検査で確定診断可能である．

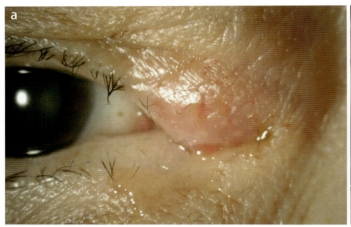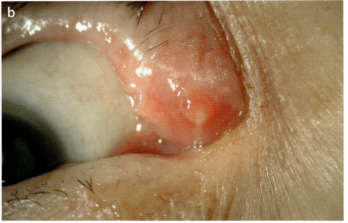

症例1 涙小管炎
a：上涙点を中心としたわずかに発赤を伴う，下方に突出した病変．
b：上眼瞼を牽引すると上涙点の周囲に発赤がみられ，開口部には肉芽の形成がみられる．

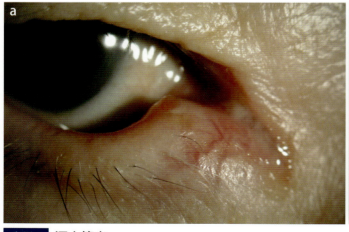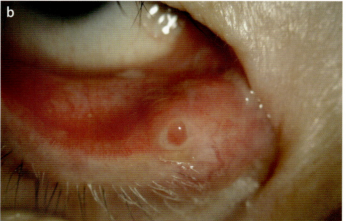

症例2 涙小管炎
a：下涙点を中心として上方に突出した病変．表層に拡張した血管がみられる．
b：下涙点は拡張し，開口部には肉芽の形成がみられる．

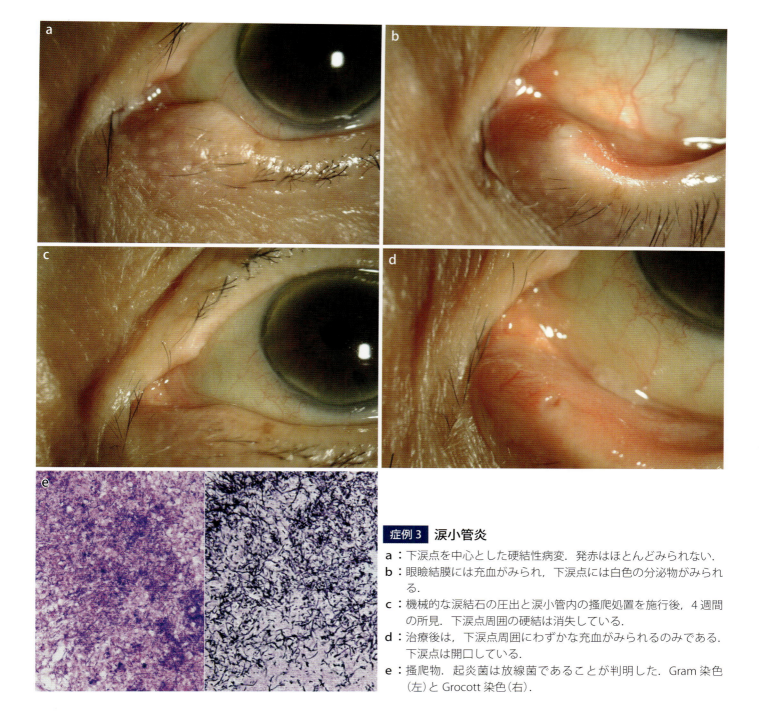

症例3 涙小管炎

- **a**：下涙点を中心とした硬結性病変．発赤はほとんどみられない．
- **b**：眼瞼結膜には充血がみられ，下涙点には白色の分泌物がみられる．
- **c**：機械的な涙結石の圧出と涙小管内の搔爬処置を施行後，4週間の所見．下涙点周囲の硬結は消失している．
- **d**：治療後は，下涙点周囲にわずかな充血がみられるのみである．下涙点は開口している．
- **e**：搔爬物．起炎菌は放線菌であることが判明した．Gram染色（左）とGrocott染色（右）．

鑑別疾患

眼瞼外反
ectropion of eyelid

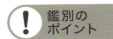
鑑別の ポイント

- 眼瞼外反のうち，顔面神経麻痺などにみられる内眼角～外眼角に及ぶ広範囲な外反は眼瞼腫瘍と鑑別を要することはまずない．しかし，限局性の眼瞼外反，とくに臨床的にしばしば経験される下眼瞼鼻側の外反では，眼瞼が限局性に著しく肥厚していることがあり，露出した瞼結膜の乾燥などによる発赤も加わって，眼瞼腫瘍と誤診される可能性がある．

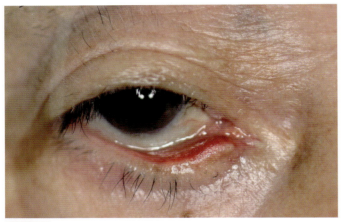

症例1　下眼瞼外反症
- 限局性の下眼瞼外反の場合，多くは鼻側が外反する
- 瞼結膜は閉瞼不全による乾燥によって角化を来し，炎症も生じて局所的に発赤・肥厚し，一見，腫瘍のような外観となる

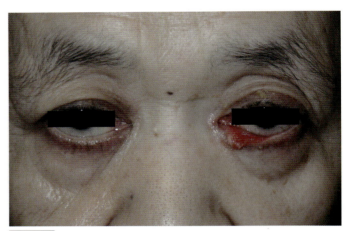

症例2　下眼瞼外反症
- 鼻側瞼結膜が大きく露出し，発赤・肥厚している

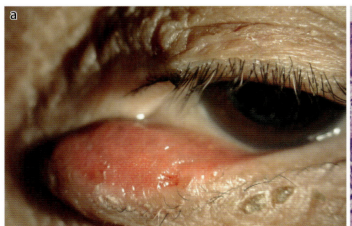
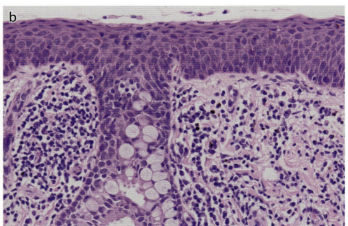

症例3　下眼瞼外反症
a：角化を伴った瞼結膜が露出し，鼻側の眼瞼は限局性に肥厚して腫瘍のような外観を呈している．
b：病理組織像．外反症治療時に得られた眼瞼の組織を見ると，瞼結膜は扁平上皮化生を来し，上皮下にはリンパ球や形質細胞の浸潤による慢性炎症がみられる．

鑑別疾患

伝染性軟属腫
molluscum contagiosum

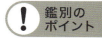鑑別の
ポイント

- 俗に「水いぼ」と呼ばれる伝染性軟属腫は，一般的には小児にみられるウイルス感染症である．成人では後天性免疫不全症候群（AIDS）や高齢者など，免疫力の低下した状態でみられるほか，健常者にも生じることがあり，ごくまれではあるが眼瞼，とくに眼瞼縁に生じることがある．
- ポックスウイルスが原因となって発生する感染症であるが，眼瞼（縁）に腫瘤を形成することから，乳頭腫や脂漏性角化症，脂腺過形成などとの鑑別を要する．

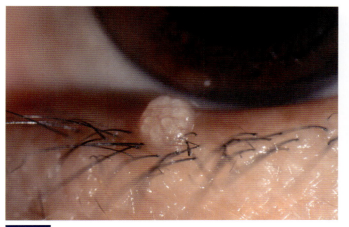

症例 1　伝染性軟属腫
- 下眼瞼縁に生じた白色で光沢のある多房性腫瘤
- いわゆる「水いぼ」である

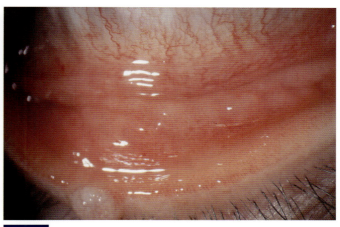

症例 2　伝染性軟属腫
- 下眼瞼縁の結節性病変とともに，結膜にはびまん性の充血がみられる
- 瞼結膜には多数の濾胞形成もみられる

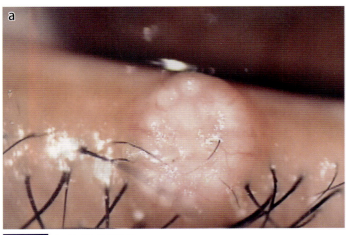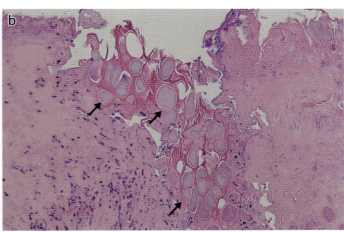

症例 3　伝染性軟属腫
a：下眼瞼縁に生じた白色の結節性病変．中央がやや陥凹している．
b：病理組織像．角化層に好酸性の細胞質内封入体が観察される（矢印）．

鑑別疾患

サルコイドーシス
sarcoidosis

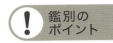 鑑別のポイント

- サルコイドーシスは全身の諸臓器に類上皮細胞肉芽腫を形成する原因不明の慢性疾患であり，眼症状としてはぶどう膜炎が最も多いが，皮膚サルコイドーシスとしてごくまれに眼瞼に結節性の病変（肉芽腫）を生じることがある．
- 皮膚サルコイドーシスの好発部位としては，鼻翼や前額，頬部などが知られている．眼瞼に生じた場合，境界不明瞭な皮下の硬結として触知される以外，特徴的な所見はないが，大きさなどはほぼ不変であることから，少なくとも悪性腫瘍と間違えられることはない．

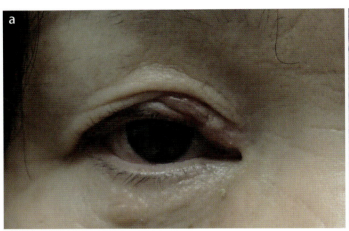
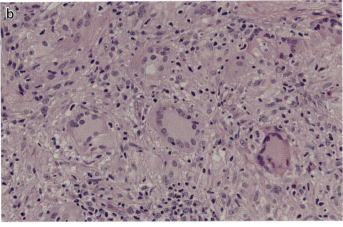

症例1　サルコイドーシス
a：上眼瞼にわずかに発赤を伴う境界不明瞭な不整形の硬結性病変がみられる．
b：病理組織像．多数の多核巨細胞を含む類上皮細胞肉芽腫．

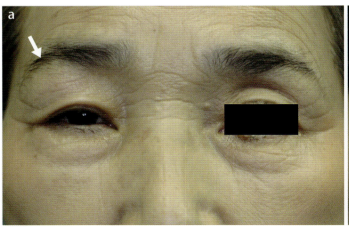
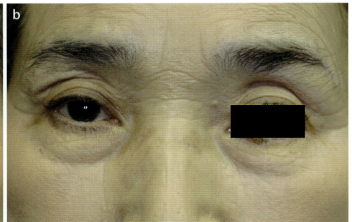

症例2　サルコイドーシス
a：右上眼瞼が腫脹し，眼瞼下垂を生じている．X線CTでは眼瞼皮下から涙腺にかけて充実性の腫瘤性病変が確認された．
b：生検によりサルコイドーシスの診断確定後，副腎皮質ステロイドの内服治療を開始，3か月後の所見．上眼瞼の腫脹は消失し，左眼とほぼ同様の上眼瞼溝を呈している．

鑑別疾患

アミロイドーシス
amyloidosis

> **鑑別の ポイント**
> - アミロイドーシスは全身性アミロイドーシスと限局性アミロイドーシスに分類されるが，眼瞼にアミロイド蛋白の沈着を来すのは後者である．限局性アミロイドーシスの進行はきわめて緩徐，あるいはほとんど進行することもなく推移する．
> - 眼瞼に生じた場合，外観や色調にもよるが，霰粒腫や脂腺癌との鑑別が問題となる可能性がある．

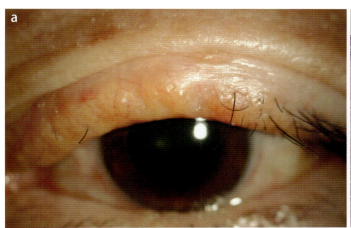
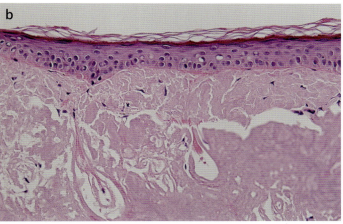

症例1 アミロイドーシス
a：上眼瞼縁に生じた，境界の判然としない黄色の硬結性病変．病巣に一致して睫毛が脱落している．
b：病理組織像．表皮の直下に好酸性で細胞成分に乏しい物質がみられる．

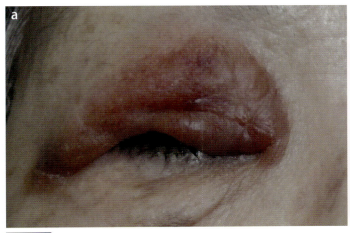
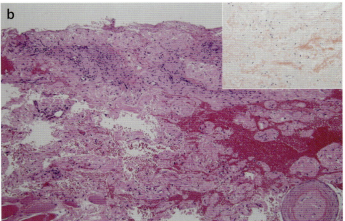

症例2 アミロイドーシス
a：上眼瞼に広範囲に広がる薄赤色の軟らかい病変．眼瞼下垂を来している．
b：病理組織像．欠落した表皮の下には炎症細胞と出血が目立つが，その間隙には細胞成分の少ない無機質な成分がみられる．この無機質な部分は Congo-red 染色陽性である（右上）．

第2部

結膜腫瘍

結膜腫瘍の診かたのコツ

I 疾患の頻度を把握しておく

結膜腫瘍の場合も眼瞼腫瘍と同様，診断に際しては良性・悪性のいずれについても頻度の高い疾患の存在を知っておくことが診断上，効率がよいことはいうまでもない．

1. 良性腫瘍

良性結膜腫瘍の臨床統計は正確な数字として把握することは困難であるが，経験的には母斑やメラノーシスに代表される色素性腫瘍が断然多い．その他には嚢胞や乳頭腫が多く，さらにデルモイド(皮様嚢胞)，デルモリポーマ(皮様脂肪腫)，リンパ管腫，血管腫，マイボーム腺角質嚢胞などに遭遇する機会がそれなりにある．言い換えれば，これら以外の良性結膜腫瘍はかなりまれということになる．

表1は東京医科大学眼科で外科的治療とともに病理組織学的検索が行われ，確定診断が得られた良性結膜腫瘍の統計である．良性眼瞼腫瘍の場合と同様，ここに掲げた数字は良性眼瞼腫瘍の頻度に関する目安として認識しておくべきであろう．

2. 悪性腫瘍

悪性腫瘍はほぼすべての症例に対して何らかの治療が行われることになり，診断の前提となる病理組織学的検査も施行されるため，正確に疾患の数を把握することができる．表2は東京医科大学眼科で外科的治療とともに病理組織学的検査を行い，確定診断が得られた悪性結膜腫瘍の統計である．特に多いのは悪性リンパ腫であり，そのほとんどを粘膜関連リンパ組織リンパ腫〔mucosa associated lymphoid tissue(MALT)lymphoma〕が占めている．次いで多いのは眼表面上皮性新生物(ocular surface squamous neoplasia：OSSN)と一括して表現される扁平上皮癌(squamous cell carcinoma)，結膜上皮内新生物(cornea and conjunctival intraepithelial neoplasia：CCIN)，結膜上皮内異形成であり，これに悪性黒色腫が続く．

II 良性と悪性の見分け方

1. 結膜腫瘍の好発年齢

代表的な良性腫瘍である輪部デルモイドは，生後まもなくからその存在に気づかれることが多い．母斑，とくに球結膜母斑も多くは幼小児期から存在するが，小児期の母斑はメラニン色素が乏しいために成人のように茶色や茶褐色ではなく，桃色～赤茶色の色調を呈することがある(図1)．経年的に母斑組織内のメラニン色素が増加することによって茶色～黒褐色となり，整容的に問題となるほか，母斑周囲の拡張，増生した結膜血管が目立つようになって，これが眼科受診の契機となることも多い(図2)．

前述したように結膜にみられる悪性リンパ腫のほとんどはMALTリンパ腫であり，50～60歳以降の症例が多いが，20～40歳代にも散発的にみられる．扁平上皮癌などのOSSNも一般的には中高年以降に多い疾患であるが，青壮年期に生じることもまれではない．悪性黒

表1 良性結膜腫瘍の統計			
・乳頭腫	119例	・涙腺導管嚢胞	12例
・嚢胞	114例	・マイボーム腺角質嚢胞	11例
・母斑	93例	・反応性リンパ組織過形成	10例
・メラノーシス	18例	・輪部デルモイド	7例
・脂腺過形成	14例	・粘液腫	3例
・血管腫	13例		

- 上記はあくまでも病理組織学的検索を行った良性腫瘍の総数である．
- 上記以外の良性結膜腫瘍も存在するが，総数が不明のため，疾患別の頻度(%)は表示していない．
- 化膿性肉芽腫（pyogenic granuloma）は統計に含めていない

〔東京医科大学眼科 1994〜2016年〕

表2 悪性結膜腫瘍の統計（215例）	
・悪性リンパ腫	126例（58.6％）
・扁平上皮癌・CCIN	55例（25.6％）
・悪性黒色腫	31例（14.4％）
・その他	3例（1.4％）

- CCIN：cornea and conjunctival intra-epithelial neoplasia

〔東京医科大学眼科 1994〜2016年〕

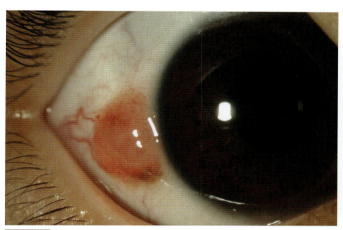

図1 若年者の球結膜母斑
- 赤味を帯びた結節性病変

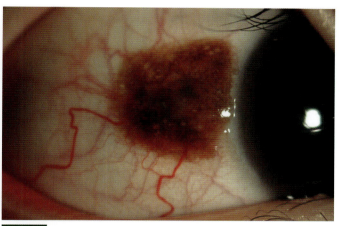

図2 成人の球結膜母斑
- 周囲には拡張した血管がみられる

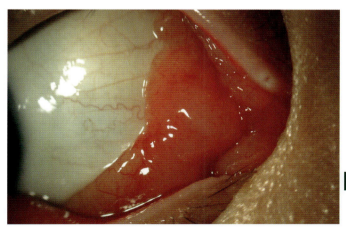

図3 いわゆるサーモンピンク様の色調を呈する結膜隆起性病変
- 典型的なリンパ増殖性疾患（MALTリンパ腫）

色腫の多くは高齢者に発生するが，もともと若いころから結膜にメラノーシス，あるいは母斑が存在し，これらに由来して発生することもある．

　自験例における主な悪性結膜腫瘍の診断確定時の平均年齢は，悪性リンパ腫：55.2歳（18〜89歳，n＝126），扁平上皮癌および結膜上皮内新生物：55.5歳（30〜85歳，n＝55），悪性黒色腫66.7歳（40〜96歳，n＝31例）であった（表2）．

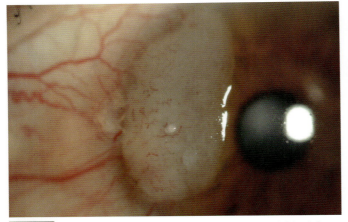

図4 輪部にみられる灰白色で丈の低い結節性腫瘤
- 腫瘤の表層には，コイル状の走行を示す多数の血管が観察される（扁平上皮癌）

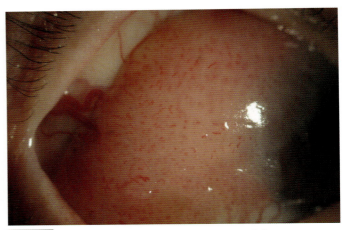

図5 球結膜～角膜に及ぶドーム状の腫瘤
- 多数の血管の芯（fibrovascular core）が観察される（扁平上皮癌）

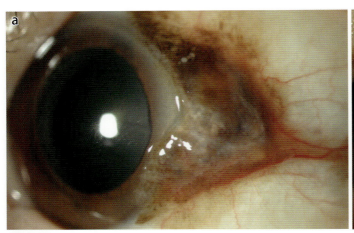

図6 幼小児期から輪部付近に母斑があった症例
a：57歳．初診時
b：2か月後の所見．矢頭の部分が短期間で拡大している（悪性黒色腫）．

2．悪性結膜腫瘍を疑う肉眼所見上の特徴

　細隙灯顕微鏡から得られる所見を含めた視診から悪性を疑うべき所見として，以下に示した特徴に留意する．

① 結膜円蓋部や球結膜にサーモンピンク様と称せられる桃色～橙色がかった結膜の隆起性病変を認めた場合は，まず悪性リンパ腫を疑う（図3）．悪性リンパ腫は瞼結膜に春季カタルやクラミジアによる結膜炎を彷彿とさせる多発性の隆起性病変を生じることもある．もっとも，同じような外観を呈しながらも病理組織学的検査を含めた多角的な検索の結果，反応性リンパ組織過形成などの良性リンパ増殖性疾患の診断に至ることもあり，外観だけで良性・悪性を判断することは危険である．また，リンパ増殖性疾患の場合，サーモンピンクというより，もっと赤々として，辛子明太子を思わせるような色調を呈することもある．

② 輪部付近に限局性の薄桃色～白色の結節性病変を認め，その病巣内に瞼裂斑や翼状片とは明らかに異なる走行・分布を示す血管が観察される場合には，扁平上皮癌や結膜上皮内新生物などの上皮性の悪性腫瘍を疑う（図4）．球結膜に薄桃色の結節状，ドーム様隆起性病変を認め，細隙灯顕微鏡で多数の点状の血管（fibrovascular core）が観察される場合

には，やはり扁平上皮癌を疑う（図5）．これらの上皮性悪性腫瘍は放置すれば限局性ではなくなり，球結膜，瞼結膜全体に浸潤していく．

③ 辺縁不明瞭で形状も不整な黒褐色〜茶褐色の結膜隆起性病変を認めた場合には，悪性黒色腫を疑う．ぶどう膜に生じる悪性黒色腫は進行が緩徐なこともあるが，結膜悪性黒色腫は月単位，あるいは週単位で拡大していくことが多い（図6）．腫瘍から出血することもある．

3．診断に重要な経時的観察

良性結膜腫瘍は長期にわたって大きさに変化がみられないことが多い．一方，悪性腫瘍であっても，たとえば悪性リンパ腫などはある程度の大きさになると，その後は比較的長期間にわたって変化に乏しいこともある．前述したように，悪性腫瘍の中では悪性黒色腫が最も短期間に病巣が拡大していく．

III 根治治療？　生検？　それとも直ちに紹介？

良性結膜腫瘍では大きさや発生部位によっては整容的に問題がなく，異物感などの原因にもならないこともあり，必ずしも全例で治療を要するわけではない．ただし，たとえば乳頭腫などは初診時には小さな単発の病巣であったのが，次第に拡大し，時に多発性となることもあるため，無症状であっても早めに治療を行っておくほうが無難である．

治療を行うのであれば良性であっても腫瘍組織をすべて摘出することを原則とする．悪性が疑われる場合には一期的に全摘出を目指す場合と，まずは生検を行い，病理組織学的に診断を確定することが一義的な目的となることがある．

1．全摘出を行う際の原則

良性腫瘍の場合は腫瘍のみを必要最小限の範囲で切除し，周囲の結膜組織をできるだけ温存するように努める．良性球結膜腫瘍の場合，下方にTenon囊が残っていれば，腫瘍の単純切除のみでも欠損部は周囲の結膜上皮によって再生，被覆されていくので問題ないことが多い．腫瘍切除によってTenon囊ごと広範囲に欠損し，強膜が露出した場合には，周囲の球結膜を剥離し，伸展させて被覆するか，遊離結膜移植が必要となる．広範に欠損した結膜の補塡には羊膜が用いられることもあるが，現在はその使用に際してさまざまな条件をクリアする必要がある．

悪性腫瘍の場合には一定の安全域とともに腫瘍を完全切除するが，たとえば悪性リンパ腫では診断に必要な量の切除にとどめ，放射線療法などの後療法に完治を期すこともあるので，このかぎりではない．上皮性悪性腫瘍や悪性黒色腫では，切除された腫瘍の周囲組織に対して冷凍凝固やマイトマイシンC（MMC）の術中塗布を行うこともあり，術後もMMCやインターフェロンα-2bなどの点眼治療を行うことがある．

2．生検を行う際の注意点

正しい病理組織診断を得るために，腫瘍からある程度以上のボリュームの組織を切除しなければ目的を達せられない点は眼瞼腫瘍の場合と同様である．結膜腫瘍は非常に軟らかいことが多いので，鑷子などの把持によって組織が挫滅し，アーチファクトを生じやすいため，摘出された組織に対しては細心の注意を払うようにする．また，結膜腫瘍は良性・悪性を問わず，ホルマリンなどの組織固定液の中では容易に変形（カール）してしまうことが多い．摘出後は小さくカットした滅菌濾紙などの上で丁寧に伸展させ，濾紙ごと腫瘍組織を固定液に浸すことによって原形を保ったままの病理組織標本を作製することが可能となる．

悪性リンパ腫が疑われる場合，ヘマトキシリン-エオジン（HE）染色や各種モノクローナル

抗体を用いた免疫染色による病理組織学的検索のみでは確実な診断ができないことも多い．生組織（未固定の組織）を用いたフローサイトメトリーによる表面抗原の検索や，サザンブロッティングによる免疫グロブリン遺伝子再構成の有無の確認，さらには染色体異常の有無を検索することによって，総合的に評価することで正しい診断が導かれることがある．すなわち，切除した腫瘍組織をすべて組織固定液に入れてしまうと，ごく一般的な病理組織検査しか行うことができず，確定診断が得られないおそれがある．

3．紹介が望ましいケース

はじめから然るべき施設に紹介すべき症例は，眼瞼腫瘍の場合と同様である（☞5頁）．特に悪性リンパ腫が疑われる場合，前述したような多角的な検索を実施する環境にないのであれば，生検も行わずに直ちに紹介することが望ましい．

良性腫瘍

結膜母斑
conjunctival nevus

 臨床像

- 結膜母斑は輪部付近が好発部位であるが，半月ひだを含む球結膜のどこにでも発生する．ただし，上方球結膜に発生した場合は上眼瞼に隠れているため，整容的に問題となることは少ない．本人も気づかないことが多いため，実臨床の場で経験する機会は多くはない．
- 結膜母斑は一般に幼小児期からみられ，思春期以降にメラニン色素の増加や病変の拡大，厚みの増加によって目立つようになることが多い．球結膜にみられる典型的な母斑では病変に向かって拡張した結膜血管が1～複数本みられる．局所的な充血を伴うこともあり，これらの血管の存在が整容的に目立つ原因ともなる．
- 細隙灯顕微鏡で観察すると，球結膜母斑では母斑内に複数の小囊胞が観察されることが多い．この囊胞の拡大が一見，母斑そのものの拡大と誤解されることがある．
- 結膜母斑はメラニン色素の多寡により，その色調は茶色～黒褐色までさまざまであるが，特に幼小児期の球結膜にみられる母斑はメラニン色素が少なく，あるいはほとんどなく，桃色～赤茶色を呈することが多い．このような若年者の結膜母斑では，アレルギー性結膜炎を併発していることがある．
- 母斑はしばしば涙丘や涙点にもみられる．涙点に生じた場合，その開口部が突出し，導涙機能に影響を及ぼし，流涙の原因となることがある．涙丘の母斑も大きくなると上涙点や下涙点を機械的に閉塞し，やはり流涙の原因となる．
- 一般に瞼結膜に母斑が生じることはまれである．瞼結膜に母斑がみられ，かつ周囲結膜にメラノーシスを伴っている症例や，眼瞼皮膚にも母斑やメラノーシスを伴っている症例は，将来的にメラノーマとなるリスクがあるため，慎重な経過観察が望まれる．

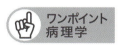 ワンポイント病理学

- 球結膜の母斑では，円形の核を有する母斑細胞が胞巣状に増殖している．また，上皮細胞に覆われた小囊胞が随所に観察される．
- 母斑細胞内のメラニン色素の量はさまざまであり，この色素の多寡が外観の色調に影響する．
- 小児の結膜母斑では好酸球の浸潤を伴っていることがある．

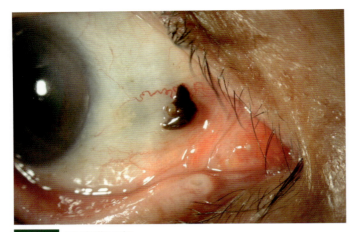

症例1 球結膜母斑
- 境界明瞭な隆起を伴う，半月ひだの茶褐色の病変

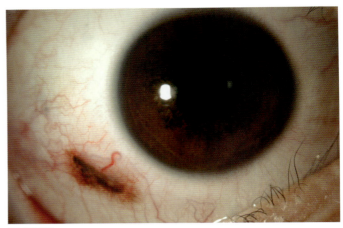

症例2 球結膜母斑
- わずかな隆起と周囲の充血および血管の拡張を伴った色素性病変

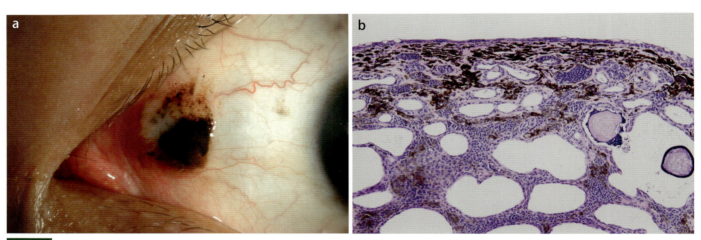

症例3 球結膜母斑

a：メラニン色素の多い部分と疎な部分がみられる，半月ひだの母斑．
b：病理組織像．菲薄化した上皮の直下にはメラニン色素が豊富にみられ，深層には母斑細胞の間隙に大小不同の囊胞がみられる．

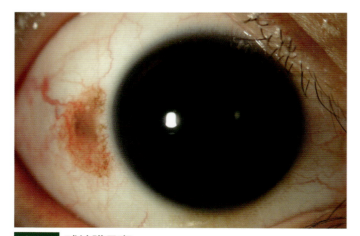

症例4 球結膜母斑
- ごくわずかな隆起を伴った斑状の色素性病変と，拡張した血管

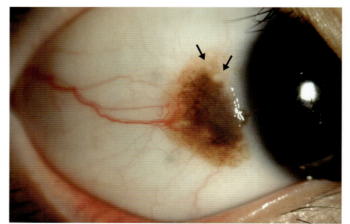

症例5 球結膜母斑
- 色素にムラのある隆起を呈する病変と，拡張した血管
- 小囊胞が観察される（矢印）

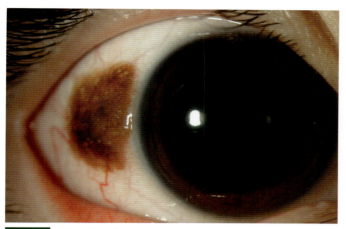

症例 6 球結膜母斑
- 隆起を伴う色素性病変と，複数の拡張した血管
- 母斑内には無数の小囊胞が観察される

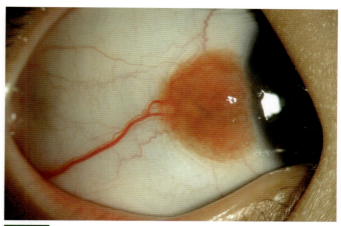

症例 7 球結膜母斑
- 6 歳の男児にみられた赤茶色の結節状の病変と，拡張した血管

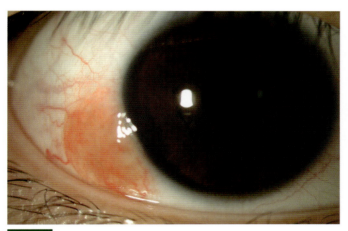

症例 8 球結膜母斑
- 10 歳の男児にみられた赤茶色を呈する結節状の病変
- 周囲に充血がみられる

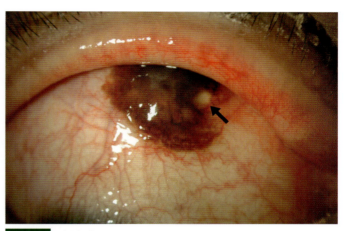

症例 9 球結膜母斑
- 球結膜上方の充血と囊胞（矢印）を伴った色素性病変
- 普段は上眼瞼に隠れているので目立たないが，結膜充血を契機に発見された

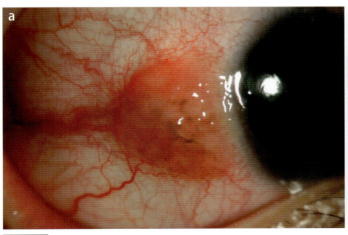
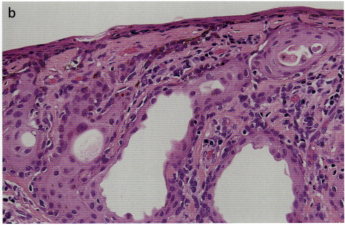

症例 10 球結膜母斑
a：12 歳の女児にみられた赤桃色の結節状病変と周囲の著しい充血．アレルギー性結膜炎を併発．
b：病理組織像．臨床所見では判然としないが，囊胞が観察される．好酸球も散見される．

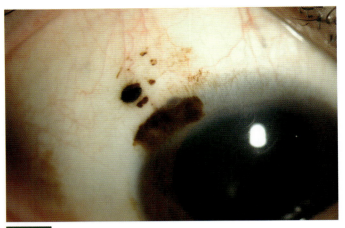

症例 11 球結膜母斑
- 輪部に沿った主病巣と，周囲の散在性色素性病変

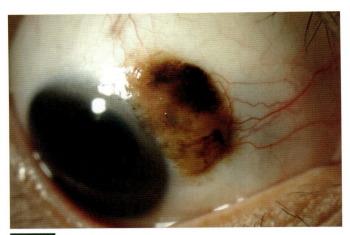

症例 12 球結膜母斑
- 輪部に接したわずかな隆起を伴う，不規則に色素を含んだ病変

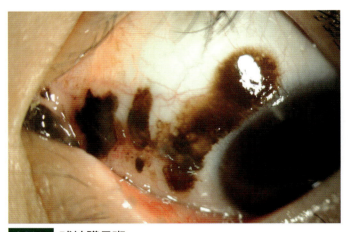

症例 13 球結膜母斑
- 輪部から半月ひだ，さらに涙丘に連なる，わずかな隆起を伴う色素性病変
- 小囊胞も観察される

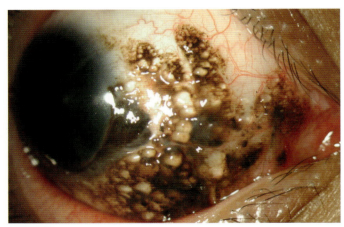

症例 14 球結膜母斑
- 比較的大きな囊胞を多数伴った，広範にわたる球結膜の色素性病変

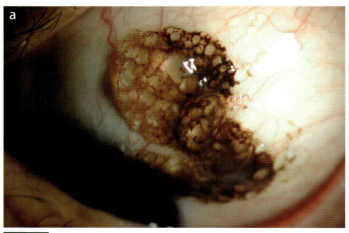

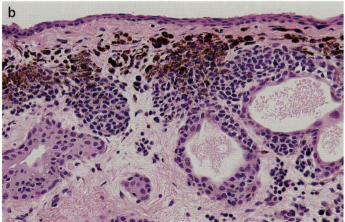

症例 15 球結膜母斑

a：輪部〜上方球結膜にみられる，大小不同の多数の囊胞を伴った色素性病変．
b：病理組織像．上皮下のメラニン色素に富んだ母斑細胞の胞巣と，深層には多数の囊胞がみられる．

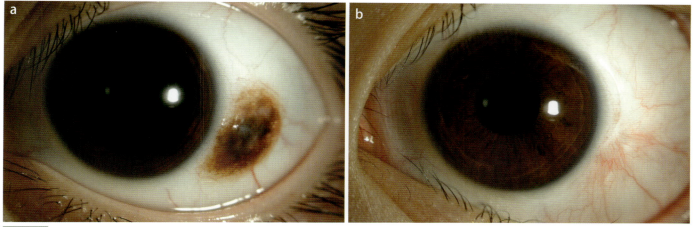

症例 16　球結膜母斑

a：球結膜の斑状色素性病変．
b：治療後．母斑の切除後，周囲結膜を剥離し，伸展させることによって露出強膜を被覆．

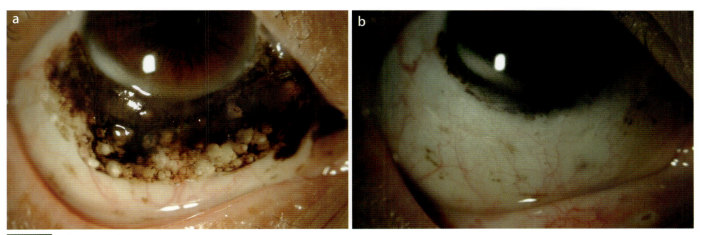

症例 17　球結膜母斑

a：多数の囊胞を伴う色素性病変．とくに輪部付近ではメラニン色素が豊富で厚みがある．
b：治療後．母斑を切除後，上方の球結膜を採取し，遊離結膜弁として下方の欠損部を被覆．輪部の色素は残存している．

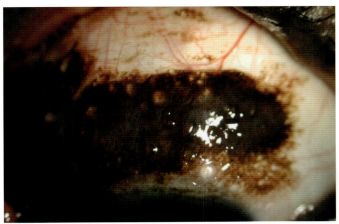

症例 18　球結膜母斑

- 広範に広がるメラニン色素に富んだ病変
- 囊胞のところだけ色素がない

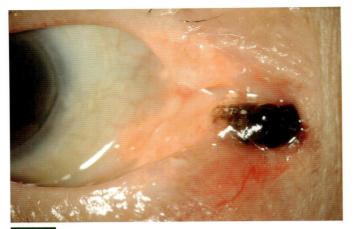

症例 19 涙丘母斑
- 境界明瞭な光沢のある黒褐色の色素性腫瘤

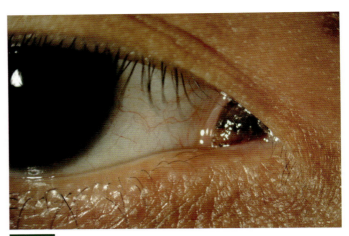

症例 20 涙丘母斑
- やや色素にムラがあるが，光沢のある腫瘤

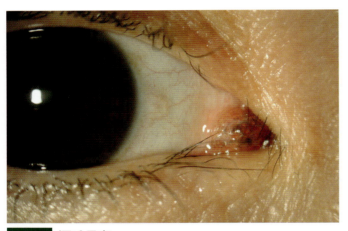

症例 21 涙丘母斑
- 色素に乏しい小腫瘤

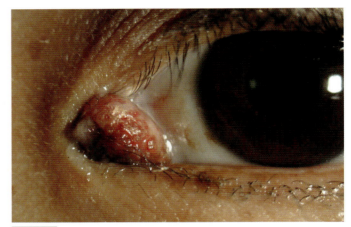

症例 22 涙丘母斑
- 閉瞼時にも腫瘤の一部が露出しているため，表層に角化がみられるやや大きな腫瘤

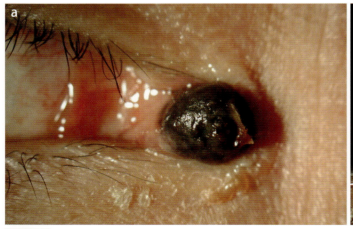

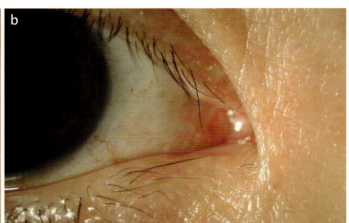

症例 23 涙丘母斑
a：球形でメラニン色素に富むやや大きな腫瘤．
b：単純切除後，3 週間の所見．

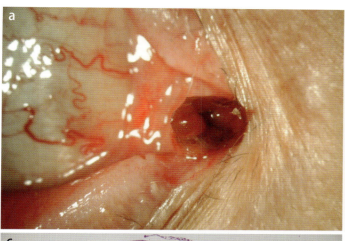
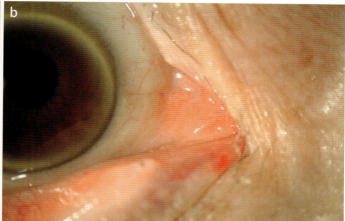
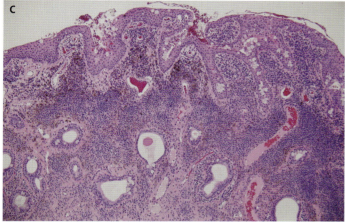

症例24 涙丘母斑

a：一見，血管腫や乳頭腫を思わせる赤い色調を呈している．
b：単純切除後，2週間の所見．
c：病理組織像．上皮下にメラニン色素を含んだ母斑細胞の胞巣がみられる．乳頭状の構造とともに血管が随所にみられ，これが一見，血管腫や乳頭腫様の赤い外観を呈した理由である．

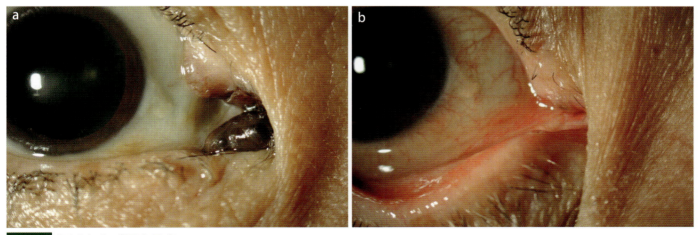

症例25 涙丘および涙点母斑

a：上涙点は色素を伴って突出している．下涙点は涙丘の母斑により覆われている．主訴は流涙であった．
b：上涙点の母斑とともに単純切除施行後，3週間の所見．

良性腫瘍：結膜母斑

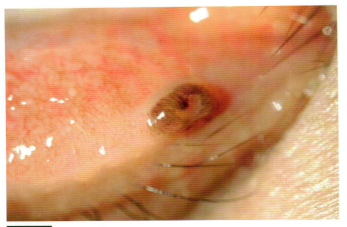

症例 26 涙点母斑
- スリット状の色素を伴った，下涙点を取り巻くような隆起性病変

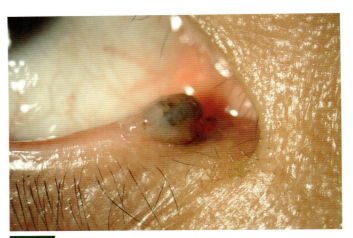

症例 27 涙点母斑
- 色素にムラのある下涙点の隆起性病変
- 涙点の開口部は本来よりも高い位置に偏位している

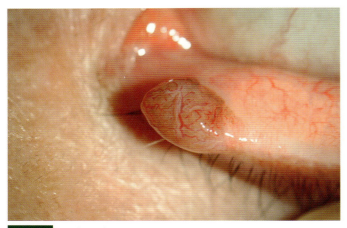

症例 28 涙点母斑
- 淡い色素と，表層に血管の増生を伴った下涙点の隆起性病変

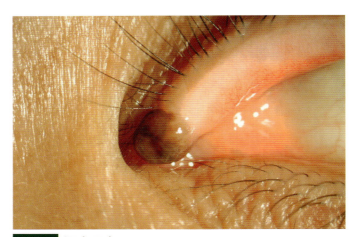

症例 29 涙点母斑
- 上涙点を取り巻くようなフジツボ様の色素性病変

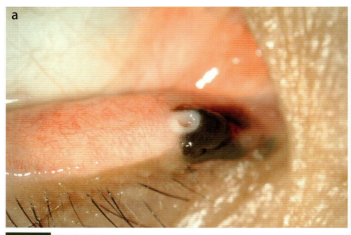
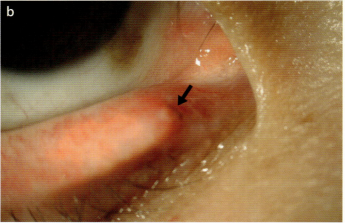

症例 30 涙点母斑
a：下涙点を半周にわたって取り巻く色素性病変．
b：術後．涙点開口部（矢印）がやや狭窄しているが，導涙機能に問題はない．切除時に涙点プラグや上下涙点よりチューブを挿入しておくこともあるが，単純切除だけでも問題のないことが多い．

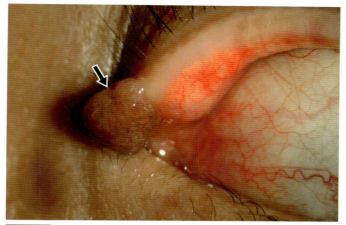

症例31 涙点母斑
- 上涙点を取り巻くような比較的大きな母斑
- 涙点の開口部（矢印）は狭窄している

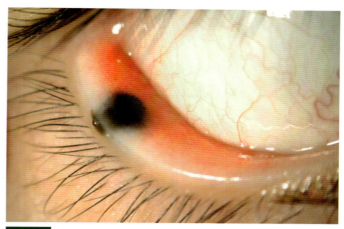

症例32 瞼結膜母斑
- 若年者にみられた瞼結膜〜眼瞼縁に及ぶ黒褐色病変
- 瞼結膜にみられる母斑はまれであるが，悪性黒色腫への転化を考慮し，厳重かつ定期的な経過観察が望ましい

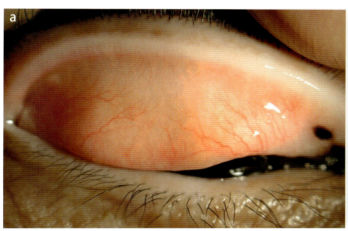
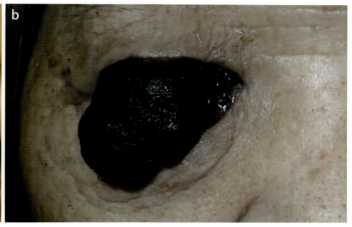

症例33 瞼結膜母斑
a：上眼瞼結膜の小さな色素性病変．この症例では球結膜〜涙丘にも母斑やメラノーシスがみられた．
b：定期的な受診が途絶え，4年ぶりの再診時には眼瞼〜眼窩に及ぶ巨大な悪性黒色腫になっており，眼窩内容除去術を要した．

> **ひとり言**
>
> ### 結膜母斑の治療の適応とタイミング
>
> 　結膜母斑への対応は，眼瞼の母斑と同様，治療の希望があれば切除とともに必要に応じて眼表面の再建を行い，希望がなければそれ以上治療を勧めることはなく診療も終了することを基本方針としている．
> 　問題になることが多いのは小児の母斑である．小学校の高学年以上で，しかも女子であるならば局所麻酔による手術も可能なこともあるが，問題はもっと小さなお子さんの母斑である．ご両親が一刻も早く治療を希望されることがあるが，入院をさせ，全身麻酔をかけてまで行うには気後れする治療であり，この点は霰粒腫の切開などと状況が似ている．もっとも霰粒腫とは異なり，母斑は自然治癒することはないので，話は少々ややこしくなることがある．

良性腫瘍：結膜母斑

良性腫瘍

原発性後天性結膜メラノーシス
primary acquired melanosis (PAM)

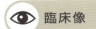 臨床像
- 結膜メラノーシスには先天性と後天性があり，後者は若年時に発症することもあるが，臨床的に問題になるのは中高年以降に現れる原発性後天性結膜メラノーシスである．
- メラノーシスは主に球結膜にみられ，隆起はなく不規則な茶褐色〜黒褐色の色素性病変として観察される．一か所に限局して斑状の色素性病変を呈することもあれば，球結膜の広範囲にわたっていることもある．輪部に生じた場合には角膜上皮内にも色素性病変が及ぶ．瞼結膜や円蓋部などにもみられることもある．
- 原発性後天性結膜メラノーシスは悪性黒色腫の発生母地となることあるが，白人と異なり有色人種ではきわめてまれである．ただし，球結膜に加え，瞼結膜や眼瞼（縁）にもメラノーシスが不規則に散在している症例では，悪性化の可能性を考慮して定期的な経過観察が望ましい．

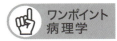 ワンポイント病理学
- 後天性メラノーシスの病理組織像はステージ別に分類される．すなわち，結膜上皮の基底細胞層におけるメラニン色素の増生のみがみられる状態から，異形成を伴わない上皮の過形成，異形成を伴う上皮の過形成などの段階がある．異形成を伴う後天性メラノーシスは悪性黒色腫への転化のリスクがある．

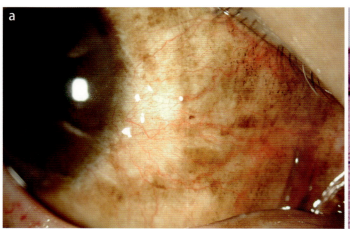
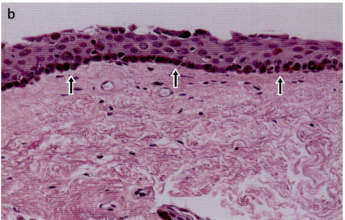

症例1 原発性後天性結膜メラノーシス
a：球結膜に不規則な色素沈着が広範囲にわたって観察される．
b：病理組織像．結膜上皮の基底層にメラニン色素を含んだメラノサイトの増生がみられる（矢印）．

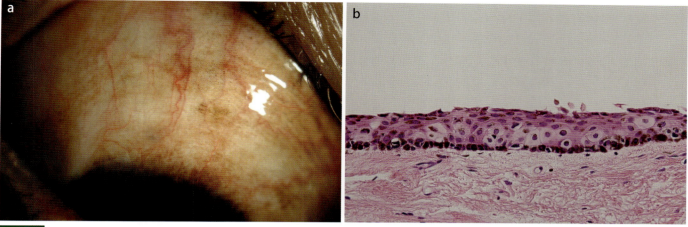

症例2 原発性後天性結膜メラノーシス

a：球結膜にびまん性の色素沈着がみられる．球結膜の血管が拡張している．
b：病理組織像．結膜上皮の基底層にメラニン色素を含んだメラノサイトの増生がみられる．上皮の細胞は不揃いであるが，極性は保たれている．

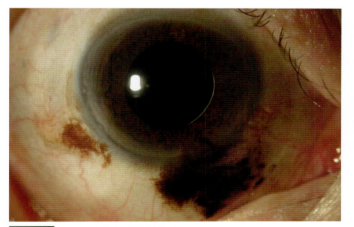

症例3 原発性後天性結膜メラノーシス
- 輪部から一部角膜内に及ぶ色素性病変

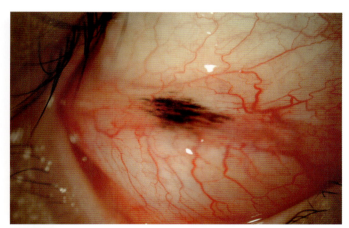

症例4 原発性後天性結膜メラノーシス
- 結膜円蓋部にみられるメラノーシス

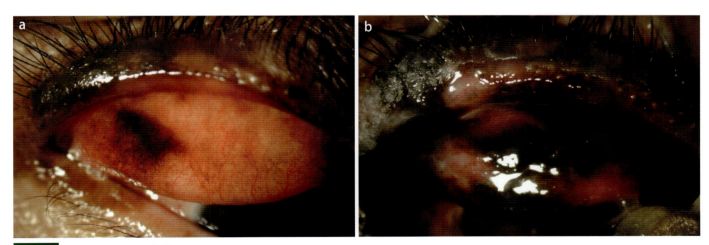

症例5 原発性後天性結膜メラノーシス

a：瞼結膜と眼瞼縁の皮膚に不整な色素性病変がみられる．
b：定期的な受診が途絶え，5年ぶりの再診時の所見．生検の結果，瞼結膜，眼瞼のいずれも悪性黒色腫であった．

良性腫瘍

眼メラノサイトーシス
ocular melanocytosis

 臨床像
- 先天性の隆起を伴わない強膜レベルの色素性病変である．斑状あるいはびまん性の比較的境界明瞭な，やや青みがかった灰色調を呈する．色素性病変付近の球結膜には血管の拡張や増生がみられることがある．
- 太田母斑（眼皮膚メラノサイトーシス）の一症状としてみられることも多い．

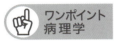 ワンポイント病理学
- 上強膜あるいは強膜レベルにメラニン色素を含んだメラノサイトの増生がみられる．

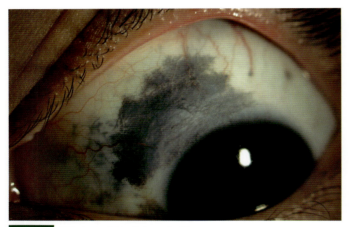

症例1 眼メラノサイトーシス
- 上耳側結膜下の，斑状で青灰色を呈する色素性病変
- 球結膜の血管もやや目立つ

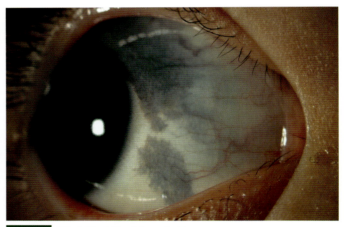

症例2 眼メラノサイトーシス
- 上耳側〜下鼻側の結膜下に広がる青灰色の色素性病変
- 境界は明瞭なところと不明瞭なところがある

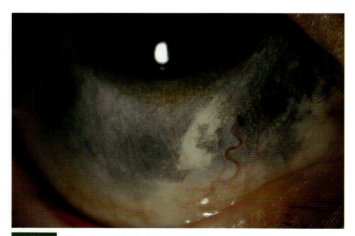

症例3 眼メラノサイトーシス
- 下方球結膜下に広範囲にみられる色素性病変
- 拡張した血管が観察される

良性腫瘍

輪部デルモイド
limbal dermoid

臨床像

- ある組織が発生の過程で正常組織との連続性を断たれて分離し，他の組織内に入り込んで増殖した状態，すなわち分離腫（choristoma）の1つであり，輪部を中心に球結膜と角膜に及ぶ半球状の境界明瞭な結節性病変を特徴とする．
- 下耳側に発生することが圧倒的に多い．色調は乳白色，あるいは黄白色〜赤味を帯びた色調までさまざまである．しばしば表層に毛髪が観察される．腫瘤の直径は3〜5mm程度のことが多いが，厚さは症例によってさまざまである．
- 腫瘤の内側，すなわち角膜側には角膜実質中に脂質が沈着することによって，帯状の混濁をみることが多い．
- 強度の角膜乱視を生じることがあり，弱視の原因となる．
- 顔面の非対称，副耳などの外耳の異常や脊椎の異常を伴うGoldenhar症候群の一症状として輪部デルモイドがみられることがある．副耳はデルモイドとは反対側にみられることもある．

ワンポイント病理学

- 上皮で覆われた腫瘤の中には結合組織の増生がみられるほか，毛囊や脂腺，脂肪組織などの皮膚付属器が観察される．

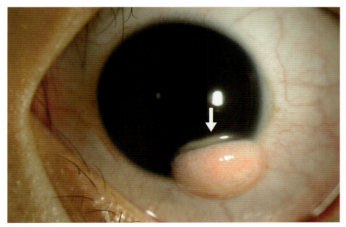

症例1　輪部デルモイド
- 角膜輪部の下耳側にみられる桃白色，ドーム状の病変と，帯状の角膜実質混濁（矢印）
- 表層にはわずかに毛髪が観察される

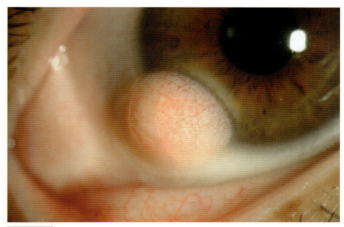

症例2　輪部デルモイド
- 桃白色でドーム状の病変と角膜実質の帯状混濁
- 表層に多数の毛細血管が観察される
- 毛髪は観察されない

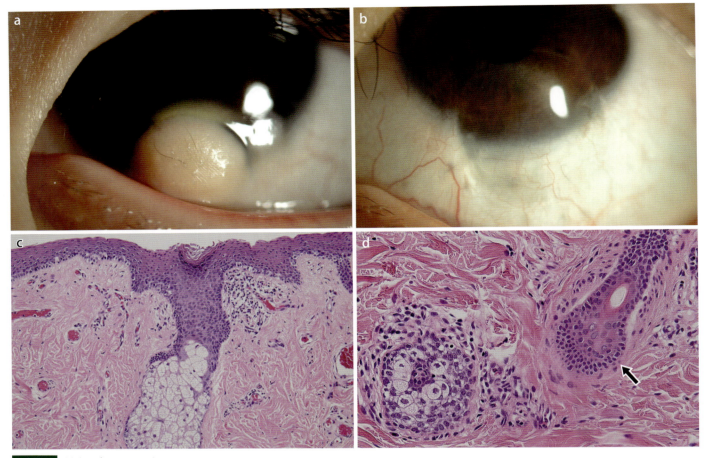

症例3 輪部デルモイド

a：白色で境界明瞭なドーム状の病変．表層に毛髪が観察される．
b：術後．新鮮角膜による表層移植後．角膜の透明性が維持されている（写真は熊倉重人先生の御厚意による）．
c：病理組織像．上皮に連続した脂腺組織がみられる．上皮下に密にみられる結合組織の中には多数の血管がみられる．
d：病理組織像．結合組織の中に脂腺と毛囊（矢印）がみられる．

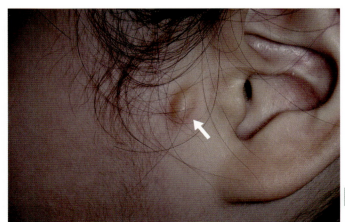

症例4 Goldenhar 症候群

- 副耳がみられる（矢印）

良性腫瘍

デルモリポーマ（リポデルモイド）
dermolipoma (lipodermoid)

  臨床像
- 球結膜の上耳側にほぼ一定の隆起を伴う病変として観察される．黄白色〜赤桃色の色調を呈するが，腫瘍内の脂肪成分が多いと黄色調となる．同一腫瘍内に脂肪組織が多いところと少ないところが混在していることもある．
- 表層には産毛様の細くて短い毛髪がみられることが多いが，まれに睫毛のように太く，長い毛髪をみることもある．腫瘍の辺縁のカーブは輪部に対して平行なことが多く，臨床所見が類似している眼窩脂肪ヘルニアとは反対のカーブとなる．
- 輪部デルモイド同様，分離腫（choristoma）であり，副耳などを伴うGoldenhar症候群の一症状としてみられることがある．

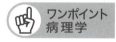 **ワンポイント病理学**
- 腫瘍表層の重層化した上皮は時に角化を示す．上皮下には膠原線維が密に増生し，脂肪組織を含んでいる．しばしば毛嚢がみられるが，デルモイドのように脂腺をみることは少ない．

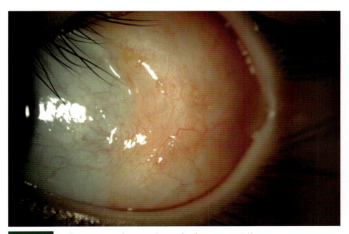

症例1 デルモリポーマ（リポデルモイド）
- 耳側球結膜にみられる，一定の隆起を有する黄白色調の病変
- 角膜側の辺縁は輪部に対して平行な円弧を描いている

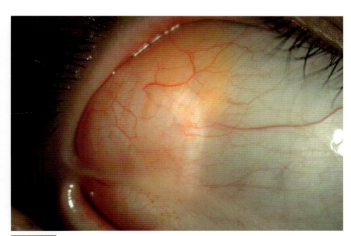

症例2 デルモリポーマ（リポデルモイド）
- 腫瘍内の上方は脂肪成分が多いため，黄色調を呈している

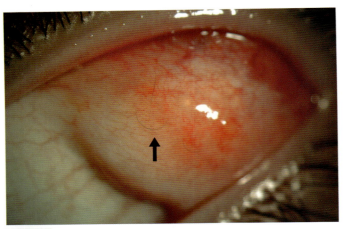

症例3　デルモリポーマ（リポデルモイド）
- 腫瘤は円蓋部に向かうほど充血が目立つ
- 腫瘤の表層には産毛のような毛髪（矢印）が観察される

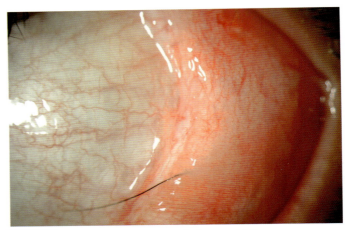

症例4　デルモリポーマ（リポデルモイド）
- 充血を伴った腫瘤の表層に，太くて長い毛髪が観察される

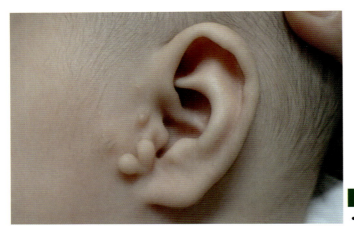

症例5　Goldenhar症候群
- 結膜のデルモリポーマとともにみられた副耳

> **ひとり言**
>
> ### 悩ましいデルモリポーマの治療
>
> 　結膜のデルモリポーマを完璧に摘出することは結構難しい．下手に取り残してしまうと術後の炎症によって周囲組織，とくに外直筋を巻き込んで瘢痕化を来し，眼球運動障害の原因ともなりかねない．整容的な改善を熱望された場合には，予想される術後の合併症をよくよく説明してから手術に臨むべきであろう．何もこの疾患に限ったことではないが．

良性腫瘍

乳頭腫
papilloma

臨床像
- 20〜30歳代にみられることの多い腫瘍である．結膜のあらゆる部位から発生するが，涙丘と下眼瞼結膜に比較的多くみられる．
- 単発のことが多いが，多発することもある．
- 円蓋部や上眼瞼結膜に発症した場合には発見が遅れ，診断時には病変が広範囲に及んでいることがある．
- ヒトパピローマウイルス（human papilloma virus：HPV）による感染が原因とされ，治療（切除）のたびに再発を繰り返すことがある．

ワンポイント病理学
- 結膜上皮は肥厚し，多数の乳頭状の突起を形成する．各突起の中心には fibrovascular core と呼ばれる血管と結合組織からなる構造物がみられ，細隙灯顕微鏡では乳頭状の突起の中の赤い芯として観察することができる．

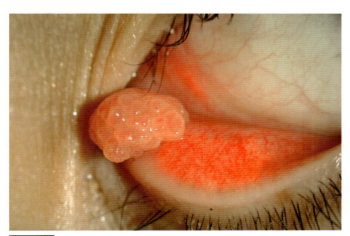

症例1　乳頭腫
- 涙丘から発生した乳頭腫
- 多数の乳頭状の突起の中心に血管の芯が観察される

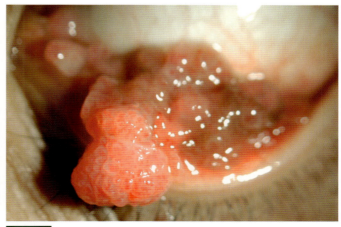

症例2　乳頭腫
- 下眼瞼結膜から生じ，瞼裂からはみ出るほど増殖した乳頭腫
- 円蓋部付近から生じた場合，目立たないうえに自覚症状も現れにくいため，大きくなってから診断に至ることがある

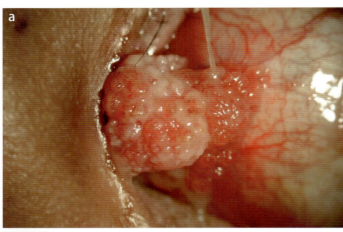
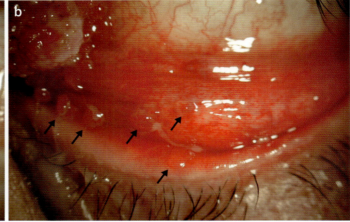

症例3　乳頭腫

a：涙丘から発生した腫瘤．閉瞼時にも腫瘤が露出しているため，表層は角化している．上下の涙点が機械的に閉塞されてしまい，結膜炎も併発している．
b：下眼瞼結膜にも小さな乳頭腫が多発している（矢印）．結膜には炎症によるびまん性の充血がみられる．

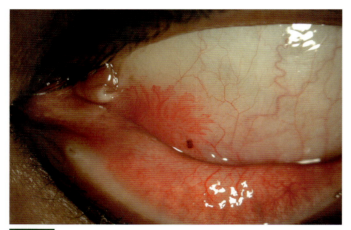

症例4　乳頭腫

- 円蓋部〜球結膜にかけて生じた扁平な乳頭腫
- 腫瘤というよりも膜様の組織である

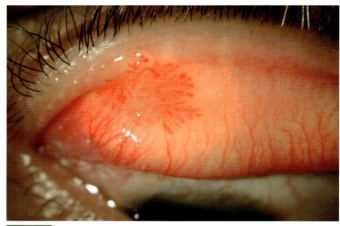

症例5　乳頭腫

- 上眼瞼結膜から生じた扁平な乳頭腫

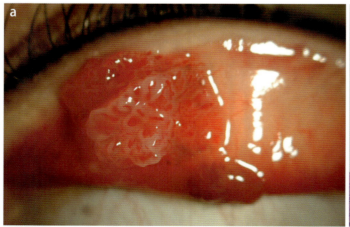
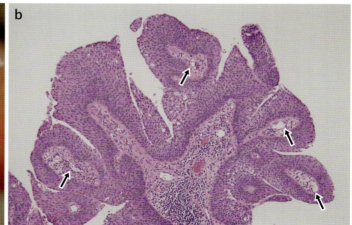

症例6　乳頭腫

a：上眼瞼結膜に生じた多房性の乳頭腫．
b：病理組織像．乳頭状に増殖・肥厚した上皮の中に血管と結合組織（fibrovascular core）がみられる（矢印）．炎症細胞の浸潤もみられる．

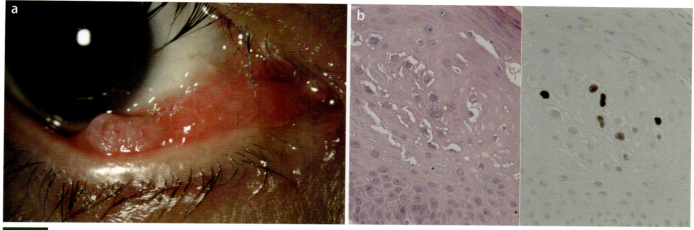

症例7 乳頭腫
a：下眼瞼結膜〜円蓋部にかけて生じた乳頭腫．
b：病理組織像．HE染色（左）と抗HPV抗体による免疫染色（右）．

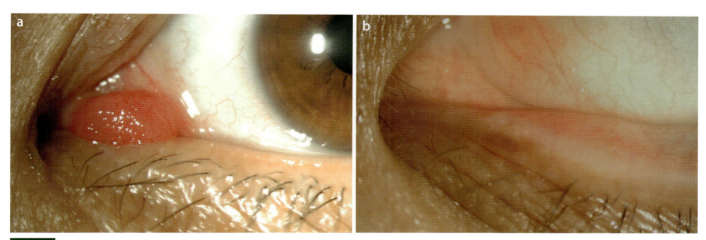

症例8 乳頭腫
a：涙丘に生じた乳頭腫．
b：単純切除後．

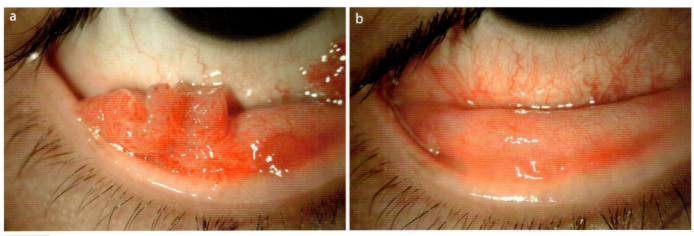

症例9 乳頭腫
a：円蓋部〜瞼結膜にかけて生じた多発性の病変．
b：切除に加え，冷凍凝固後術を施行後，2週間．結膜にはまだ充血と浮腫がみられる．

良性腫瘍

結膜嚢胞
conjunctival cyst

 臨床像
- 主に球結膜や結膜円蓋部にみられる嚢胞状の腫瘤である．
- 球結膜の嚢胞は特発性に生じる場合と，外傷や何らかの眼表面手術を契機に結膜上皮が粘膜固有層に迷入して生じる続発性の場合とがある（結膜上皮封入嚢胞）．前者は周囲組織との癒着がなく，結膜下で可動性を示し，後者は結膜下組織との癒着がみられる．
- 外観は半球状，ドーム状で単発のことが多いが，多発し多房性となることもある．
- 周囲には充血がみられ，嚢胞自体の外観は半透明のことが多いが，内容物が白濁，あるいは茶褐色を呈することもある．穿刺処置などによって嚢胞内に出血を来すと赤い腫瘤となる．
- 円蓋部にみられる嚢胞は，副涙腺の導管の閉塞による貯留嚢胞の可能性がある．円蓋部ゆえに目立たず，発見時には拡大していることも多い．副涙腺由来の嚢胞では，しばしば半透明〜黄土色の外観を呈する．

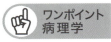 **ワンポイント病理学**
- 球結膜にみられる嚢胞の嚢胞壁は結膜上皮由来と考えられる上皮細胞からなり，上皮内には粘液産生細胞である杯細胞が観察される．

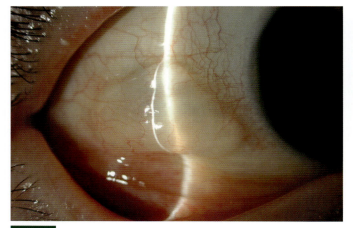

症例1 結膜嚢胞
- 球結膜にみられる境界明瞭な半透明の隆起性病変
- 周囲にわずかな充血がみられる

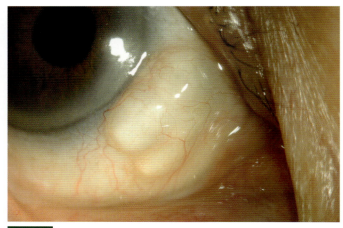

症例2 結膜嚢胞
- 球結膜にみられる多房性の嚢胞
- わずかに充血がみられる

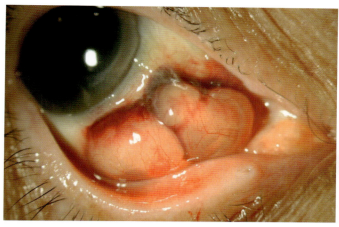

症例3　結膜嚢胞

- 多発した嚢胞と周囲球結膜には，前医で行われた穿刺による出血がみられる
- 穿刺による治療のみでは再発することが多い

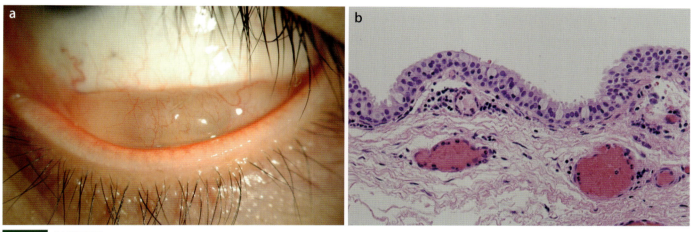

症例4　結膜嚢胞

a：結膜円蓋部付近に生じた嚢胞は発見が遅れがちであり，診断時にはかなり大きくなっていることがある．
b：病理組織像．杯細胞を含む上皮細胞からなる嚢胞壁．結膜上皮由来の封入嚢胞である．

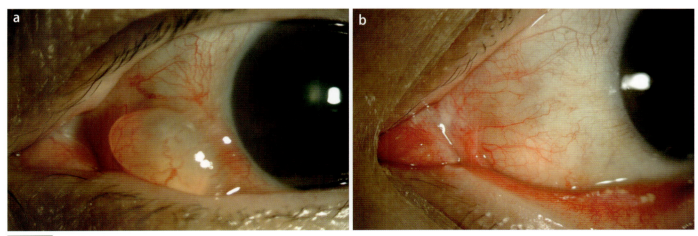

症例5　結膜嚢胞

a：鼻側球結膜の充血を伴った嚢胞．
b：結膜を慎重に切開し，嚢胞壁を破ることなく全摘出し，焼灼により結膜を閉創，2週間後の所見．

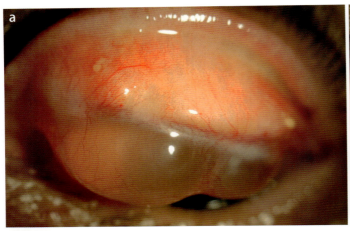
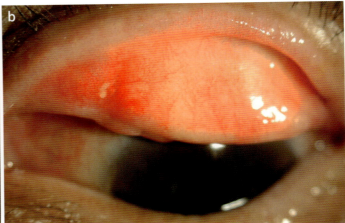

症例6　結膜囊胞
a：副涙腺から生じたと考えられる，内容物がやや茶色に混濁した大きな囊胞．
b：囊胞壁を可及的に破囊させずに全摘出，4週間後の所見．

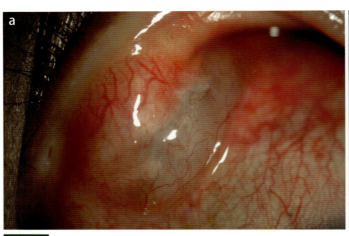
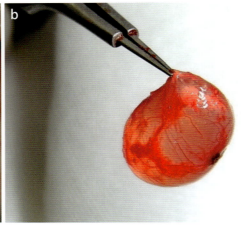

症例7　結膜囊胞
a：円蓋部から生じた楕円形で半透明の囊胞．
b：摘出組織のマクロ所見．全摘出された囊胞の全景．

> **ひとり言**
>
> ### 結膜囊胞の治療
>
> 　結膜囊胞は細隙灯顕微鏡下に点眼麻酔と針による穿刺で瞬時に平坦化させることができるが，それだけでは多くの場合，再発する．穿刺とともに針先を上手に使い，引っかけるようにして囊胞壁ごと摘出できれば，治療としては問題ない．シリンジに接続した注射針で内容液を吸引しながら囊胞壁ごと摘出する方法もある．
> 　ただし，確実に治すのであれば，仰臥位のもと，手術用顕微鏡下で囊胞のすぐ脇の結膜を切開し，綿棒などで圧迫しながら囊胞壁を破らずに全摘出するのがよい．特発性の囊胞は周囲組織との癒着もほとんどないので，小さな切開創から大きな囊胞も摘出できることが多い．
> 　周囲のTenon囊などと癒着がある場合でも，慎重に切開剝離を行い，全摘出を心がける．**症例7**のように囊胞を丸ごと全摘出できたときには，術者としてささやかな満足感を味わうことができるのも，この治療の小さな醍醐味である．

良性腫瘍

涙腺導管嚢胞(涙腺嚢胞)
ductal cyst of lacrimal gland (dacryops)

臨床像
- 何らかの原因によって主涙腺の導管が閉塞し，導管内に涙液が充満して嚢胞状に拡張した状態である．外眼角の球結膜下に半透明の内容物を含んだ嚢胞様の腫瘤として観察される．大きさはさまざまであるが，大きくなると上眼瞼の耳側に弾性軟の腫瘤として触知されるようになる．
- とくに自覚症状はないことも多いが，周囲結膜の充血などを契機に嚢胞の存在に気づくことがある．

ワンポイント病理学
- 涙腺の導管上皮に覆われた，拡張した嚢胞様病変である．内腔には涙液が満たされているが，血液を含んでいることもある．しばしば，嚢胞周囲に炎症細胞の浸潤がみられる．

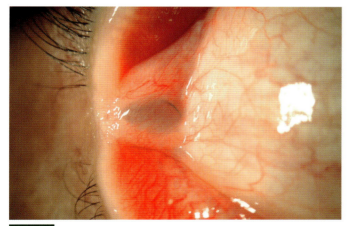

症例1 涙腺導管嚢胞(涙腺嚢胞)
- 外眼角部の結膜下に半透明の嚢胞様病変がみられる
- 内部に睫毛が観察される

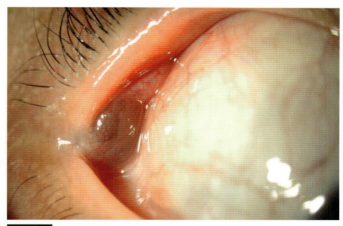

症例2 涙腺導管嚢胞(涙腺嚢胞)
- 外眼角部の結膜下に生じた半透明な嚢胞

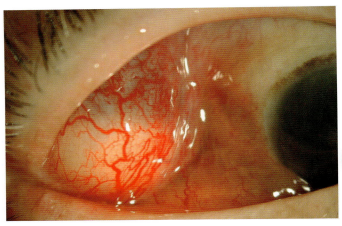

> **症例3** 涙腺導管嚢胞（涙腺嚢胞）
> - 外眼角部に著しい充血を伴った大きな嚢胞が観察される
> - 嚢胞内部の上方は半透明であるが，下方には混濁した内容物が見える

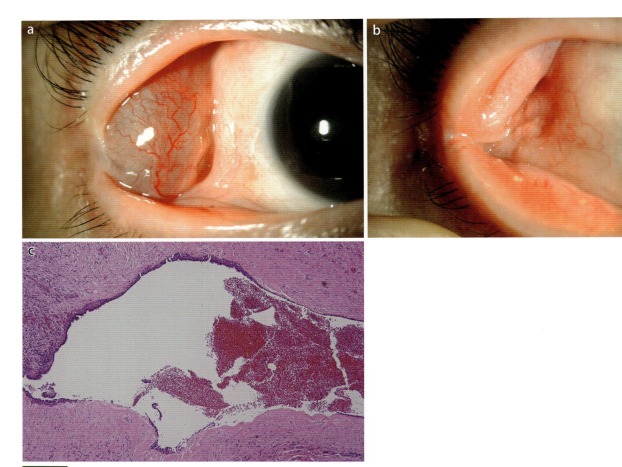

症例4 涙腺導管嚢胞（涙腺嚢胞）

a：充血を伴った大きな嚢胞．
b：結膜側から嚢胞を一塊として摘出，10日後の所見．
c：病理組織像．涙腺の導管上皮に裏打ちされた嚢胞内には血液が，周囲には炎症細胞の浸潤がみられる．

良性腫瘍

マイボーム腺角質嚢胞
intratarsal keratinous cyst

臨床像
- 瞼結膜にみられるわずかな隆起を伴った無痛性の，結節性あるいは嚢胞様の病変で，黄土色，茶色，時に黒褐色の外観を呈する．眼瞼皮膚側の硬結として自覚されることもあり，触診すると皮下で可動性を示さないことから，霰粒腫と間違えられることが多い．
- 眼瞼を翻転した際の瞼結膜における病変部の色調の違いとともに，マイボーム腺角質嚢胞では病変が瞼縁にまで達していることは少ない点などから霰粒腫と鑑別される．

ワンポイント病理学
- 腫瘤はマイボーム腺の導管上皮で覆われ，その内腔には角質（ケラチン）が充満している．

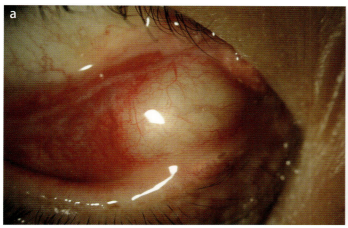
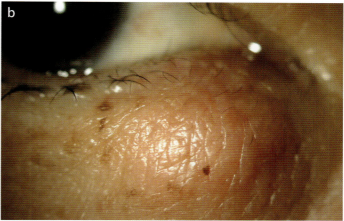

症例1 マイボーム腺角質嚢胞
a：下眼瞼結膜の結膜下に生じた半球状の灰白色病変．
b：皮下に硬結として触知される．可動性がないため，霰粒腫と間違えられやすい．

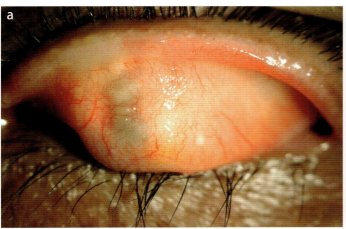
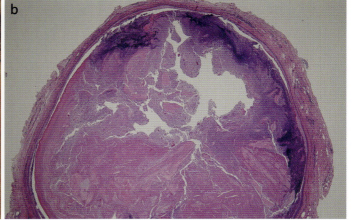

症例2 マイボーム腺角質嚢胞
a：上眼瞼結膜にみられる，境界がやや不明瞭な黄土色の病変．周囲に充血がみられる．
b：病理組織像．マイボーム腺の導管上皮に覆われた嚢胞様の病変で，内部には角質が充満している．

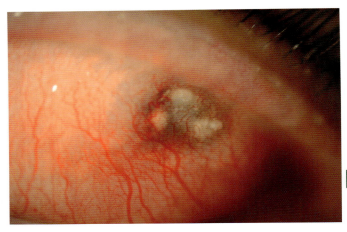

症例3 マイボーム腺角質嚢胞
- 上眼瞼縁付近に生じた小さな初期病変
- 充血を伴っている

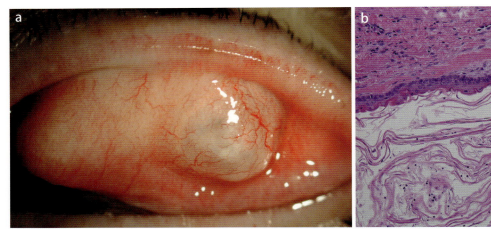
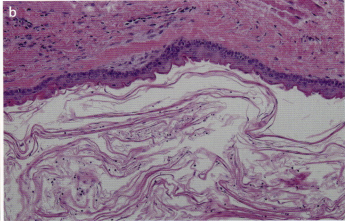

症例4 マイボーム腺角質嚢胞

a：上眼瞼結膜に生じた，ドーム状の隆起を伴った灰白色の病変．
b：病理組織像．上皮細胞に裏打ちされた嚢胞の内腔に角質が充満している．

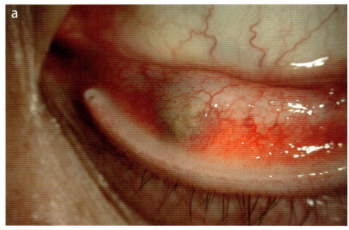
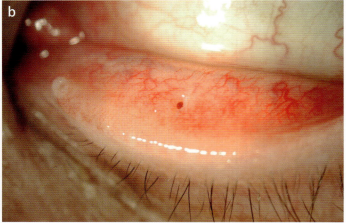

症例5 マイボーム腺角質嚢胞

a：下眼瞼結膜にわずかな隆起を伴う，境界がやや不明瞭な黄土色の病変．
b：治療後．嚢胞壁ごと全摘出したあとの瞼結膜．切開部にはまだ小孔があいている．

良性腫瘍

血管腫
hemangioma

臨床像
- 結膜の血管腫には孤発例としての海綿状血管腫のほか，Sturge-Weber症候群に伴う血管腫，顔面や眼瞼の先天性血管腫に伴う毛細血管腫などがある．
- 円蓋部〜瞼結膜，球結膜，涙丘〜半月ひだなど，結膜の至るところに発生する可能性がある．臨床的には静脈瘤（varix）との鑑別が困難であるが，静脈瘤の多くは結膜のみならず，眼窩内に病変を伴っていることが多い．
- 瞼結膜の小さな血管腫ではしばしば出血を来し，本症の診断に至る契機となる．

ワンポイント病理学
- 海綿状血管腫では平滑筋を有する厚い血管壁からなる血管が増生しており，管腔内には血液が充満して拡張している．

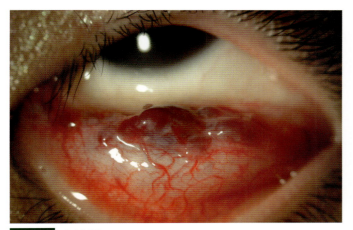

症例1　血管腫
- 瞼結膜に生じた赤色で境界の不明瞭な多房性の腫瘤

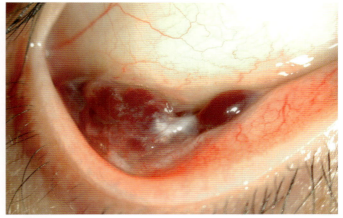

症例2　血管腫
- 円蓋部に生じた赤色で多房性の腫瘤

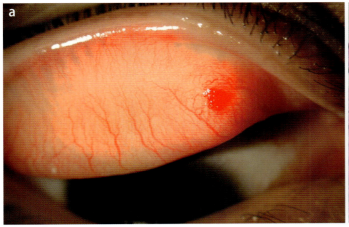
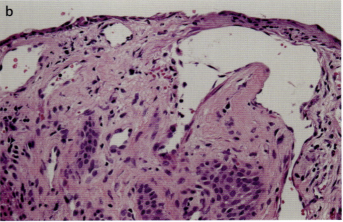

症例3　血管腫
a：上眼瞼結膜に生じた隆起に乏しい，赤い小腫瘤．再発性の出血を主訴に来院した．
b：病理組織像．上皮下に大小不同の複数の血管がみられる．

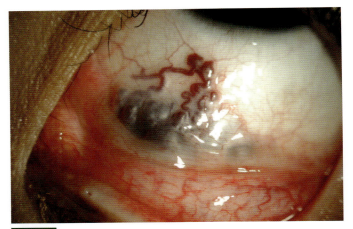
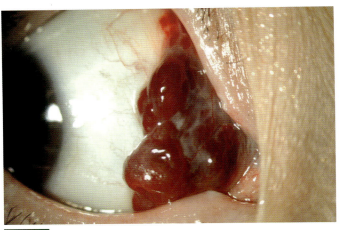

症例4 血管腫
- 円蓋部から球結膜にかけて生じた暗赤色の腫瘤
- 球結膜に拡張・蛇行した血管がみられる

症例5 結膜血管腫
- 涙丘〜半月ひだにかけて生じた暗赤色で境界明瞭な多房性の腫瘤

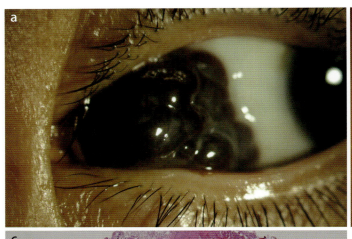
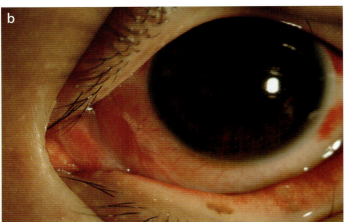
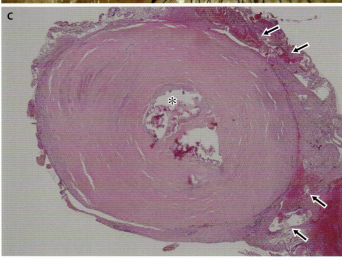

症例6 結膜血管腫

a：涙丘〜半月ひだにかけて生じたチョコレート様の色調を呈した境界明瞭な多房性の腫瘤．
b：術後．球結膜を切開，剥離して摘出．腫瘤は内直筋と癒着していた．
c：病理組織像．血管腫の深部にみられた静脈石（＊）．周囲には拡張した血管がみられる（矢印）．

良性腫瘍

リンパ管腫
lymphangioma

臨床像
- 拡張した半透明のリンパ管が結膜の表層にみられる．リンパ管拡張症との鑑別が困難なこともある．
- 一般に複数の管状構造を呈することが多い．しばしば管腔内に出血を来し，血液が内腔を満たすことでリンパ管腫の全体像が明らかとなる．この出血は多くの場合，時間とともに吸収され，再び半透明となる．
- 眼窩内に主病変（リンパ管腫）が潜んでいることがあるので，MRI などの画像診断検査で確認しておくことが望ましい．

ワンポイント病理学
- 1 層の内皮細胞に裏打ちされた，拡張したリンパ管がみられ，内腔にはリンパ液や血液が満たされている．

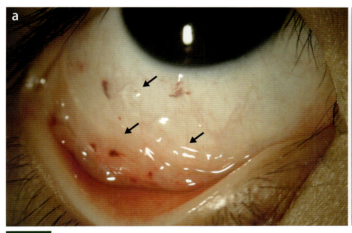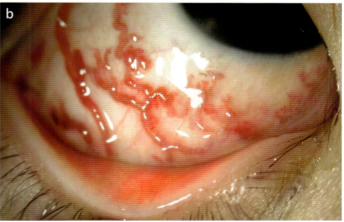

症例1 リンパ管腫

a：瞼結膜〜球結膜にかけて，半透明で管状の隆起が多数観察される（矢印）．管腔内には点状の出血が散在している．
b：管腔内部に血液が流入し，本来は半透明のリンパ管腫の走行が鮮明となっている．管腔内の血液はやがて消失し，目立たなくなるが，繰り返し出血を来すことがある．

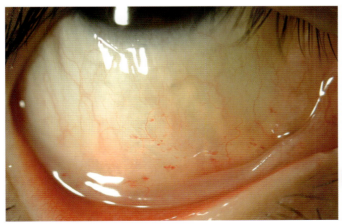

症例2 リンパ管腫
- 下方球結膜が全体的に浮腫状にみえるが，点状の出血に沿って本来の管状の構造が観察される

良性腫瘍
反応性リンパ組織過形成
reactive lymphoid hyperplasia

臨床像
- 異型成を伴わないリンパ球を主体とした細胞の増殖による結膜の病変で，球結膜，円蓋部，瞼結膜，涙丘のいずれにもみられる．いわゆるサーモンピンク様と形容される赤桃色〜赤橙色の色調を呈し，臨床的に mucosa associated lymphoid tissue (MALT) リンパ腫に代表される悪性リンパ腫と鑑別することはほぼ不可能である．ただし，症例にもよるが，反応性リンパ組織過形成では充血が強い傾向にあり，病変周囲にも拡張した血管が目立つことが多い．

ワンポイント病理学
- リンパ球の密な増殖を呈する．胚中心 (germinal center) を伴う場合と伴わない場合がある．前者の場合，胚中心と周囲のマントル帯との境界は明瞭である．
- 免疫染色では免疫グロブリン軽鎖のκ鎖とλ鎖の染色性に偏りはなく，いずれも陽性となる．

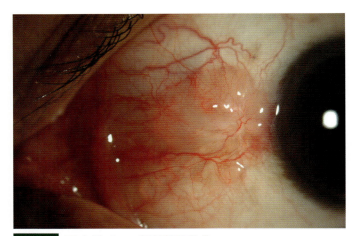

症例1　反応性リンパ組織過形成
- 輪部から内直筋付着部に及ぶ，やや不整形な隆起性病変
- 周囲の球結膜に充血がみられる

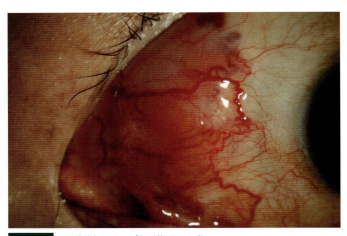

症例2　反応性リンパ組織過形成
- 内直筋付着部を中心に生じた結膜下の赤色病変
- 結膜血管の拡張，蛇行が著しい

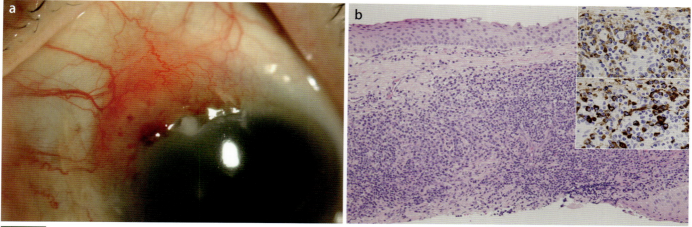

> **症例3** 反応性リンパ組織過形成

a：輪部に生じた，充血の強い，比較的扁平な病変．
b：病理組織像．結膜下の粘膜固有層にリンパ球が密に増殖している．免疫染色では免疫グロブリン軽鎖のκ鎖（右上，上段）とλ鎖（右上，下段）が，ほぼ等しく陽性である．

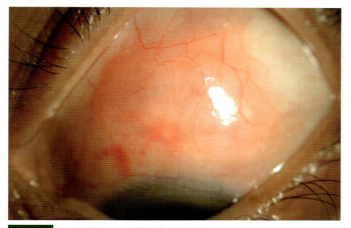

> **症例4** 反応性リンパ組織過形成

- 球結膜のわずかな隆起を伴ったサーモンピンク色の病変

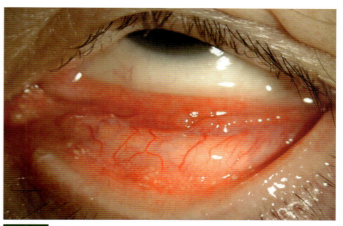

> **症例5** 反応性リンパ組織過形成

- 円蓋部に帯状に広がる充血の強い病変

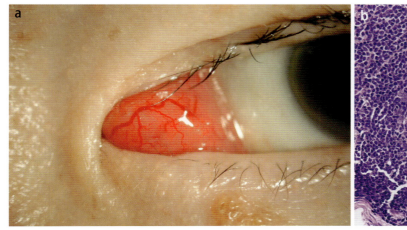

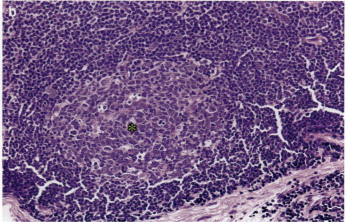

> **症例6** 反応性リンパ組織過形成

a：涙丘に生じた赤い病変．表層には拡張した血管がみられる．
b：病理組織像．異形成を伴わないリンパ球が密に増殖している．胚中心（germinal center，✽）がみられ，周囲のマントル帯との境界が明瞭である．

良性腫瘍

脂腺過形成
hyperplasia of sebaceous gland

臨床像
- 脂腺組織由来の良性腫瘍で，主に瞼板内のマイボーム腺や涙丘の脂腺から発生する充実性の腫瘍性病変である．色調は白色～黄白色で，鑑別が問題となる脂腺癌より白色調を呈する傾向にある．結節状の隆起の表層は分葉状に仕切られており，この点も脂腺癌との鑑別のポイントとなる．
- 涙丘に生じた脂腺過形成は一般にドーム状・半球状で不整形になることは少ないが，瞼縁や瞼結膜などに生じた場合は形状が複雑となり，脂腺癌との鑑別が難しいことがある．

ワンポイント病理学
- マイボーム腺や涙丘の脂腺とほぼ同様の組織像，あるいは胞体がやや小さい脂腺組織が胞巣状に増殖している．炎症細胞の浸潤などはみられないことが多い．
- 採取された検体に対する病理組織診断名は「脂腺過形成」のほか，「脂腺腫」などと記載されることもあるが，両者は厳密に区別されるものではない．

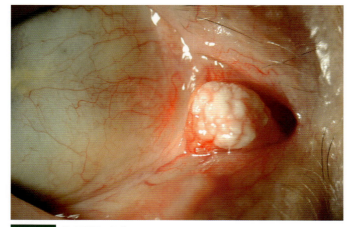

症例1 脂腺過形成
- 涙丘から発生した，カリフラワー様の突起を有する白色腫瘤

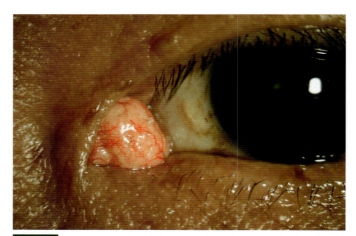

症例2 脂腺過形成
- 涙丘から発生した，充血を伴う黄白色の腫瘤
- 腫瘤により上下の涙点が覆われ，導涙障害による流涙の訴えがある

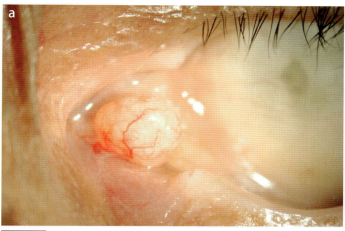
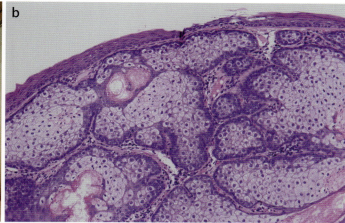

> 症例3　脂腺過形成
> a：涙丘の脂腺から生じた黄白色の腫瘤で，表層には血管の増生を伴っている．
> b：病理組織像．上皮下に異型成のない，ほぼ正常な構造を有する脂腺組織が胞巣状に増殖している．

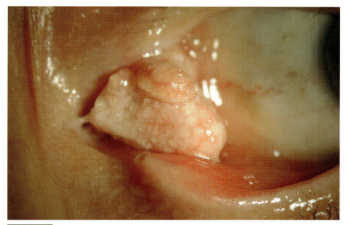
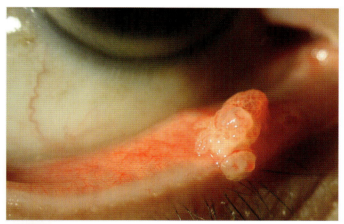

> 症例4　脂腺過形成
> ・涙丘から発生した白色の腫瘤で，分葉状の構造がみられる

> 症例5　脂腺過形成
> ・下眼瞼の下涙点付近のマイボーム腺から発生した腫瘤
> ・一見，乳頭腫を思わせる複雑な形状を呈している

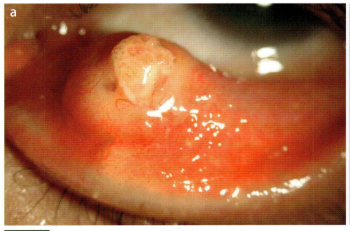
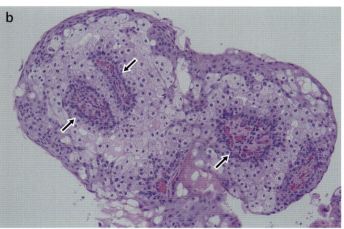

> 症例6　脂腺過形成
> a：下眼瞼結膜のマイボーム腺から発生．形状がいびつであり，脂腺癌との鑑別が困難な症例．
> b：病理組織像．黄色調の突出した乳頭状の部分の病理組織．増殖した脂腺に異形成はみられず，fibrovascular core 様の構造もみられる（矢印）．

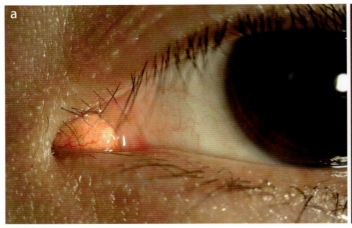
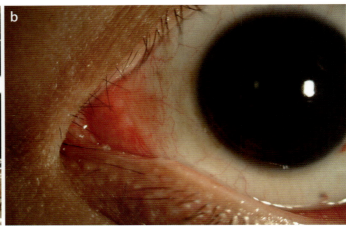

症例 7　脂腺過形成

a：涙丘の小腫瘤．
b：単純切除後，1 週間の所見．

> **ひとり言**
>
> ### 眼腫瘍の臨床診断における 1 つの関門
>
> 　前眼部腫瘍の診断に慣れてきたころに，己の臨床診断能力の限界を知らされるのが，この脂腺の過形成かもしれない．すなわち，間違いなく「脂腺癌」と判断して生検を行ったものの，病理組織検査の結果は良性である脂腺過形成であった，という顛末に，少々自信をなくすのである．
>
> 　涙丘の過形成は数例でも経験すれば臨床診断は容易となり，眼瞼縁から突出したような典型例（**症例 5**）も，次第に臨床診断の精度は上がってくる．ただし，瞼結膜などに生じた**症例 6** などは本症に特徴的な白色調の外観とも異なり，やはり脂腺癌との鑑別が難しい．
>
> 　いずれにしても，見た目が脂腺癌と紛らわしいことが多いのは事実であり，本腫瘍に関しては少々，過剰診断気味でよいと思っている．ただし，鑑別疾患として脂腺過形成の可能性がよぎった際には，切開生検（incisional biopsy）注1）ではなく，切除生検（excisional biopsy）注2）としておけば，1 回の外科的アプローチで治療が完結することになり，患者さんにも無用な負担をかけずに済む．
>
> 注1）切開生検：組織の一部を切除して，病理を調べること．狭義の生検．
> 注2）切除生検：腫瘍であれば，これを丸ごと切除して病理検索に供すること．安全域は設けずに必要最小限の切除にとどめるので，診断が悪性腫瘍であった場合には改めて周囲組織を含めた切除が必要となる．

良性腫瘍

神経線維腫
neurofibroma

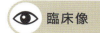 臨床像
- 末梢神経由来の良性腫瘍で，孤立性に発生する場合と，全身に多発することで知られるvon Recklinghausen 病（神経線維腫症）の一部分症状として結膜に発生する場合とがある．
- 孤立性神経線維腫は通常，球結膜にみられ，白色〜桃色を呈する半球状のわずかな隆起を伴った病変である．

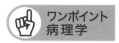 ワンポイント病理学
- 肥大した神経線維の束が結膜の固有層で増殖している．被膜はないのが特徴．

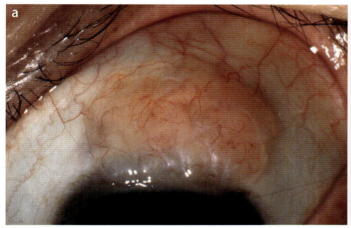
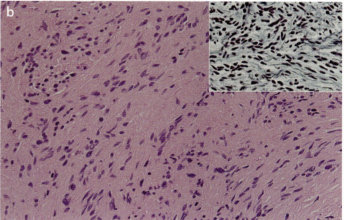

症例1 神経線維腫
a：比較的境界の明瞭な薄桃色の隆起性病変．周囲に充血がみられる．
b：病理組織像．紡錘形の細胞の増殖がみられる．右上は神経軸索や樹状突起が陽性となるBodian染色．

良性腫瘍

神経鞘腫
schwannoma

- **臨床像**
  - 末梢神経の Schwann 細胞に由来する良性腫瘍で，眼窩にはしばしばみられるが，結膜に発生することはまれである．
  - 通常，球結膜にみられ，外観は薄桃色で境界は鮮明，時に不鮮明なドーム状の隆起性病変を呈し，周囲に充血がみられることがある．

- **ワンポイント病理学**
  - 紡錘形の Schwann 細胞が束状に密に増殖する Antony A 型と，浮腫状の間質の中に紡錘形もしくは多角形の細胞が疎に増殖する Antony B 型の組織像からなり，両者が混在していることも多い．
  - 神線線維腫と異なり，被膜に包まれている．

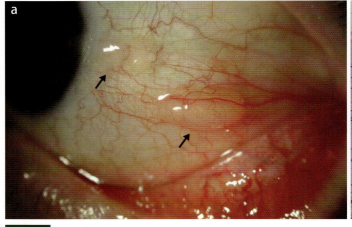
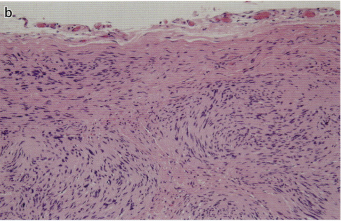

症例 1　神経鞘腫
a：輪部付近と耳側球結膜の 2 か所に，結節性の隆起した病変がみられる（矢印）．充血を伴っている．
b：病理組織像．Antony A 型の Schwann 細胞の増殖．

良性腫瘍

粘液腫
myxoma

臨床像
- 球結膜の限局性の浮腫状病変である．
- 結膜囊胞（上皮封入囊胞）のほか，隆起に乏しい場合には特発性の結膜浮腫などと鑑別を要する．
- 病変に一致して充血を伴っていることが多い．

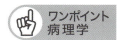ワンポイント病理学
- 結膜上皮下に紡錘形の細胞が疎に増殖している．間質は粘液で満たされている．

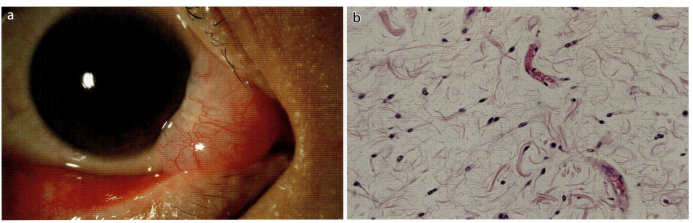

症例1 粘液腫
a：球結膜に充血を伴った軟らかい腫瘤がみられる．
b：病理組織像．紡錘形の細胞が間質の中で疎に増殖している．間質は粘液を含んでいる．

良性腫瘍

黄色腫
xanthoma

- 眼瞼に生じる黄色腫のように頻度は高くないが，瞼結膜などに境界明瞭で一定の隆起を伴う黄色〜黄白色の結節性病変を生じる．

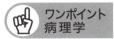
- 眼瞼にしばしばみられる黄色腫と同様，結膜の上皮下に脂肪を含有した大型で類円形の細胞が密に増殖している．
- 若年者では Touton 型の巨細胞が観察される（黄色肉芽腫 xanthogranuloma）．

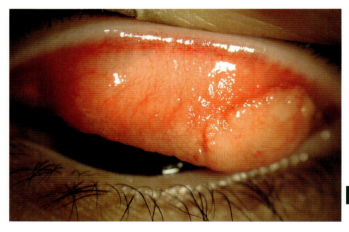

症例1 黄色腫
- 上眼瞼結膜に生じた，隆起を伴う境界明瞭な黄白色の結節性病変

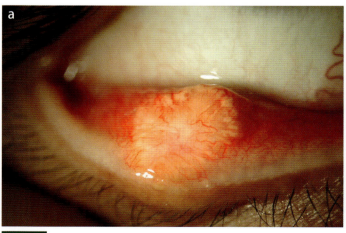
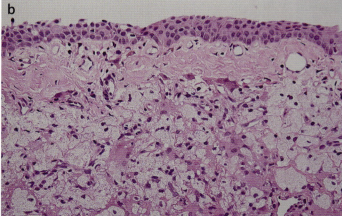

症例2 黄色腫
a：下眼瞼結膜にみられる黄色調の境界明瞭な結節性病変．表層には多数の血管が観察される．病変は瞼縁にまで及んでいる．
b：病理組織像．上皮の直下に脂肪を含んだ大型の細胞が密に増殖している．

良性腫瘍

骨性分離腫
osseous choristoma

- 臨床像
  - 結膜下に発生する境界明瞭な白色～黄色調を呈する結節性の小隆起性病変で，そのほとんどが上耳側にみられる．構成成分の大部分は骨組織のため，非常に硬く触知される．強膜と強固に癒着しており，可動性はない．
  - いわゆる分離腫（choristoma）であり，小児期～若年期に異物感や充血を契機に発見される．やや女性に多いとされる．
  - 診断は視診とともに点眼麻酔下の硝子棒などによる触診で硬い腫瘤を確認するほか，X線CTで眼球壁に眼窩骨と同一の高吸収域を示す病変が証明されれば確実となる．

- ワンポイント病理学
  - 腫瘤は成熟した骨組織や軟骨組織からなり，表層は結膜上皮に覆われている．組織にデルモリポーマとしての組織成分が混在している場合は複合分離腫と呼ばれる．

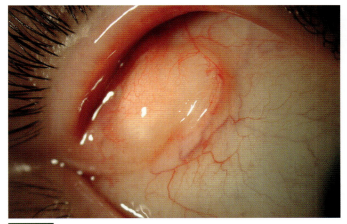

症例1　骨性分離腫
- 球結膜の上耳側に可動性のない境界明瞭な隆起がみられ，周囲に充血を伴っている

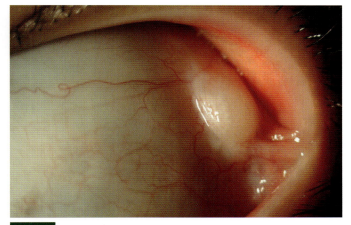

症例2　骨性分離腫
- 球結膜の上耳側に，白色で楕円形の境界明瞭な隆起がみられる
- 充血はごくわずかである

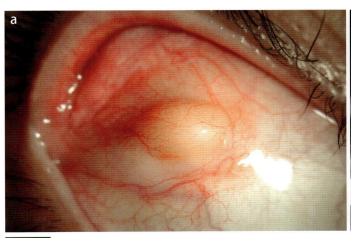
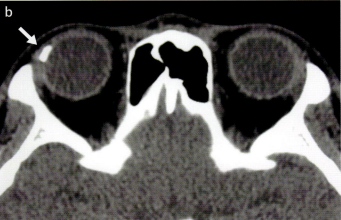

症例3　骨性分離腫
a：黄色調で周囲に充血を伴った，ドーム状の隆起性病変．
b：X線CT所見．眼球壁に眼窩骨と同じ高吸収域を示す病変が描出されている（矢印）．

悪性腫瘍

悪性リンパ腫
lymphoma

 臨床像

- 結膜にみられる悪性リンパ腫のほとんどはMALTリンパ腫であり，まれに濾胞性リンパ腫やマントル細胞リンパ腫などがみられる．他臓器に先行病変が存在する場合は別として，これらのリンパ腫が結膜に原発して発生した場合，各組織型を臨床的に鑑別することはできない．結膜の悪性リンパ腫の多くは結膜そのものに原発し，その場合，他臓器病変をみることはきわめてまれである．
- 病変は球結膜，瞼結膜，円蓋部，涙丘など，結膜のいずれの部位からも発生しうる．頻度的には円蓋部に沿って帯状に広がる病変と，球結膜の隆起性病変が多い．
- 球結膜に生じた場合，初期はなだらかな隆起を呈し，大きくなると結節状，ドーム状の腫瘤となる．瞼結膜では板状の腫瘤状病変から多房性，あるいは小隆起が多発性に生じ，春季カタルにみられる石垣状の病変や，クラミジアによる結膜炎を彷彿させる堤防状の隆起性病変が多発することがある．
- 色調はいわゆるサーモンピンク様と称される，やや橙色がかった桃色を呈することが多いが，腫瘍内の血管の多寡によって赤みが強くなったり弱くなったりする．
- 片眼性のことが多いが，両眼にみられることもまれではない．

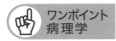 ワンポイント病理学

- 結膜リンパ腫の多くを占めるMALTリンパ腫では結膜上皮が欠損していることが多いが，残存している場合は上皮の直下，あるいは粘膜固有層に小型の異型を伴うリンパ球が密に増殖している．胚中心（germinal center）の形成をみることもある．
- 診断は通常のヘマトキシリン-エオジン（HE）染色のみでは困難であり，免疫染色のほか，未固定の組織を用いたフローサイトメトリーによる表面抗原の解析や，サザンブロッティング法による免疫グロブリン遺伝子の再構成などを検索し，総合的に評価して行われる．
- 採取した検体をすべて組織固定液（ホルマリン液）に浸してしまうと病理組織学的検索しか行うことができず，診断はきわめて困難となってしまうので，注意を要する．

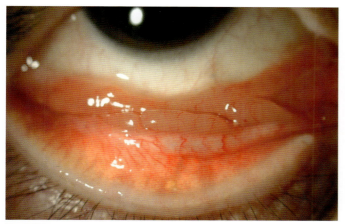

症例1　MALTリンパ腫
- 下方結膜円蓋部に帯状に広がる赤橙色の病変

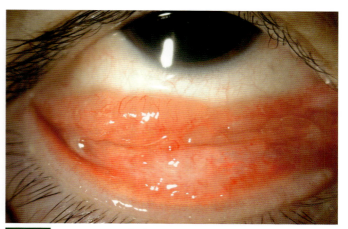

症例2　MALTリンパ腫
- 下方結膜円蓋部に帯状に広がる赤橙色の病変と, 瞼結膜に散在する濾胞様の病変
- 腫瘍表面の生理的でない血管の走行に注目

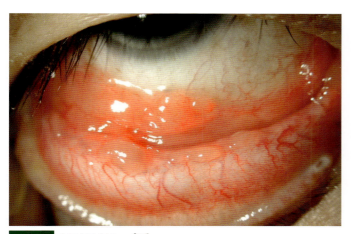

症例3　MALTリンパ腫
- 下方結膜円蓋部から一部, 瞼結膜にまで及ぶ病変

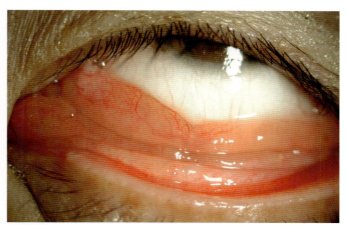

症例4　MALTリンパ腫
- 下方結膜円蓋部〜涙丘にかけて広がる厚い帯状の病変

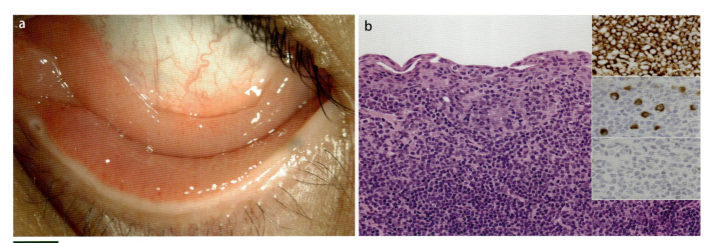

症例5　MALTリンパ腫

a：下方結膜円蓋部の帯状の病変と, 下眼瞼縁にまで及ぶ瞼結膜の病変. 円蓋部病変の表層にみられる網目状の血管に注目.
b：病理組織像. 結膜上皮は欠損している. やや異型を伴った小型で円形の細胞が密に増殖している. 免疫染色ではCD20がびまん性に陽性(右上, 上段), 免疫グロブリン軽鎖のκ鎖が陽性(右上, 中段), λ鎖は陰性(右上, 下段).

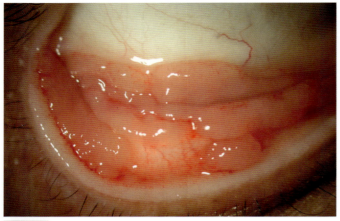

症例 6 MALT リンパ腫
- 下方結膜円蓋部〜瞼結膜にかけて生じた，複数の結節性の隆起性病変

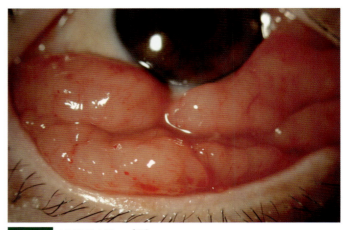

症例 7 MALT リンパ腫
- 球結膜〜瞼結膜に及ぶ隆起のある多房性病変
- 表層に血管が多く，出血も生じているため，全体に赤色調が強い

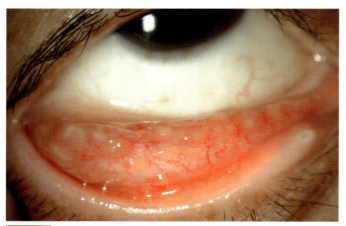

症例 8 MALT リンパ腫
- 下眼瞼結膜の円蓋部寄りに濾胞様の病変が散在している

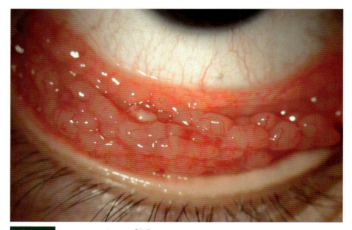

症例 9 MALT リンパ腫
- 下眼瞼結膜に生じた，一見，クラミジア感染による結膜炎を思わせる癒合した堤防状の病変
- 充血は強いが，感染症ではないので眼脂はみられないことからクラミジアによる結膜炎とは鑑別される

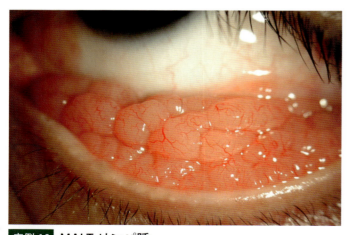

症例 10 MALT リンパ腫
- 下眼瞼結膜に限局した，巨大な濾胞の集簇による病変

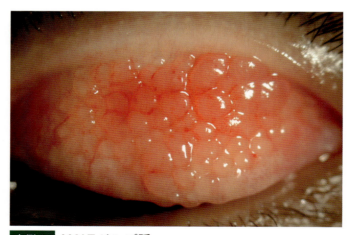

症例 11 MALT リンパ腫
- 上眼瞼結膜に生じた，一見，春季カタル様の濾胞様病変が増殖している
- 通常，小児に発生することはなく，また眼脂はみられず，瘙痒感もないことから春季カタルとは鑑別される

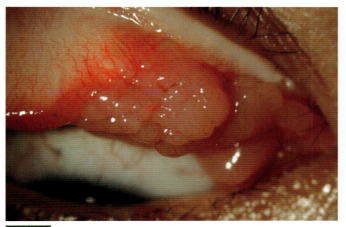

症例 12 MALT リンパ腫
- 上眼瞼結膜〜涙丘に及ぶ多房性の病変

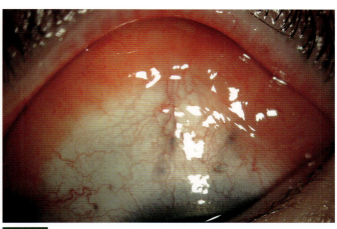

症例 13 MALT リンパ腫
- 上方球結膜に帯状に広がる，なだらかなスロープを伴った比較的扁平な病変
- 上眼瞼に覆われているため，発見は遅れがちとなる

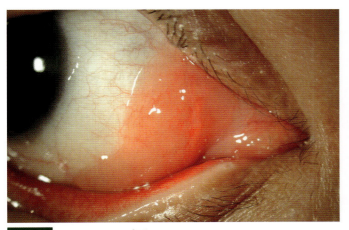

症例 14 MALT リンパ腫
- 球結膜（半月）付近に限局した病変

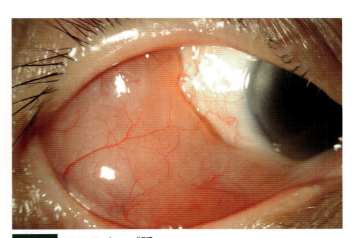

症例 15 MALT リンパ腫
- 耳側球結膜の隆起を伴う大きな病変

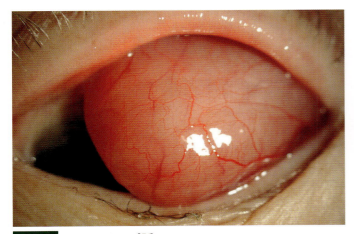

症例 16 MALT リンパ腫
- 上方球結膜〜瞼結膜に基底をもつ大きな隆起性病変

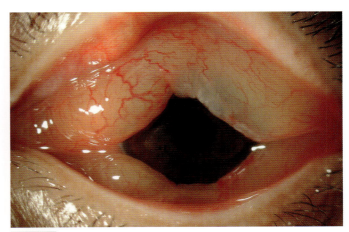

症例 17 MALT リンパ腫
- 球結膜全域に及ぶ，充血と浮腫を伴った病変
- 角膜の上まで over hanging している

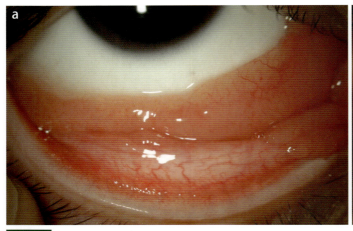 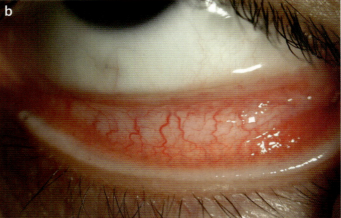

症例 18 MALT リンパ腫

a：治療前．下方円蓋部に広がる帯状の病変．
b：電子線 20 Gy の照射による治療後．

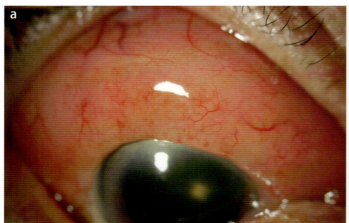 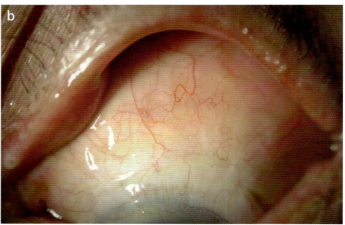

症例 19 MALT リンパ腫

a：治療前．上方球結膜の全域に及ぶ大きな腫瘤．
b：電子線 20 Gy の照射による治療後．

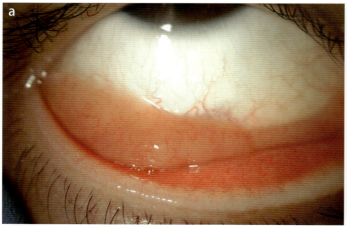 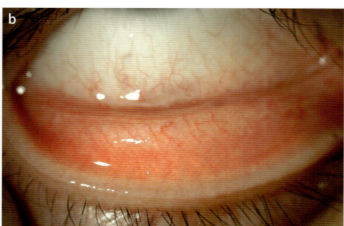

症例 20 MALT リンパ腫

a：下方円蓋部の帯状の病変．
b：生検と同時に冷凍凝固術のみを施行し，6 か月後の所見．

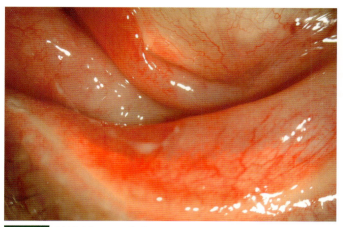

症例21 濾胞性リンパ腫

- 円蓋部に生じたサーモンピンク様の帯状隆起性病変
- 肉眼所見からMALTリンパ腫と鑑別することは不可能である

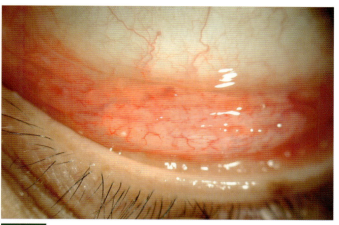

症例22 濾胞性リンパ腫

- 円蓋部に帯状に広がる病変と，瞼結膜に散在する濾胞性病変

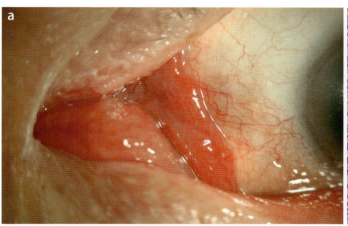

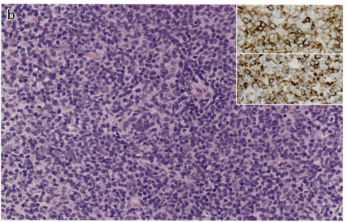

症例23 濾胞性リンパ腫

a：涙丘～半月にかけて生じた病変．
b：病理組織像．やや大型で切れ込みのある核を伴った細胞(cleaved cell)の増生からなる．免疫染色ではCD10（右上，上段）やBSL-2（右上，下段）が陽性となる．

悪性腫瘍

上皮内癌，扁平上皮癌
carcinoma *in situ*, squamous cell carcinoma

 臨床像

- 結膜に生じる上皮系の腫瘍は悪性度の低い順から，異形成(dysplasia)，上皮内癌〔carcinoma *in situ* もしくは cornea and conjunctival intraepithelial neoplasia(CCIN)〕，扁平上皮癌(squamous cell carcinoma)に分類され，これらはまとめて結膜上皮内新生物(ocular surface squamous neoplasia：OSSN)と総称される．
- いずれの病変も角膜輪部，球結膜，瞼結膜，涙丘など，結膜のいずれの部位からも発生しうる．眼瞼の扁平上皮癌も，そのほとんどは元をたどれば瞼結膜に由来する．
- 輪部付近に発生した典型例では，白桃色の比較的扁平な結節性病変の中にループ状，あるいは打ち上げ花火様と称される血管が観察される．
- 球結膜や瞼結膜の病変では，結節状，半球状，あるいは複雑な形状の増殖を示し，乳頭腫と同様に fibrovascular core と呼ばれる血管の芯がみられる．
- 角化により表層に白色の垢様物が付着した白斑症(leukoplakia)や，色素の沈着を伴って黒色調を呈することもある．
- 輪部に生じた扁平上皮癌は角膜上皮内にも浸潤することがある．角膜上皮内への浸潤の確認には scleral scattering を利用した細隙灯顕微鏡による観察や，フルオレセイン染色が有用である．
- 結膜の扁平上皮癌はヒトパピローマウイルス(human papilloma virus：HPV)の16型や18型の関与が報告されているが，すべての症例でこれらのウイルスが検出されるわけではない．

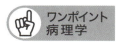 ワンポイント病理学

- 上皮細胞は異形成とともに極性の乱れと肥厚がみられるも，これらが基底膜を越えずに上皮内にとどまっている場合は上皮内癌と称し，より異形成の強い細胞が基底膜を越えて実質内に浸潤を来した場合を扁平上皮癌という．
- 未分化な扁平上皮癌では核分裂像もみられ，一方，分化した扁平上皮癌では角化傾向を示し，癌真珠(keratin pearl)などの所見がみられる．炎症細胞の浸潤を伴うことも多い．

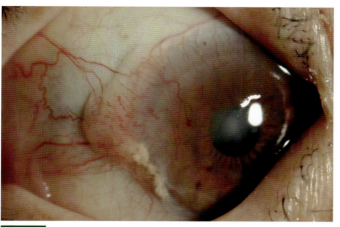

症例1　上皮内癌
- 鼻側の輪部にわずかな隆起を伴った病変がみられ，内部にはループ状，コイル状の走行を示す血管が観察される
- 鼻側球結膜には腫瘤に向かう血管が多数みられる

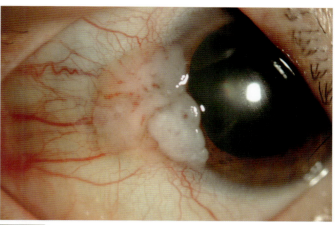

症例2　上皮内癌
- 輪部に生じた，一定の厚みを有する白色の病変
- 内部に血管の芯（fibrovascular core）がみられる

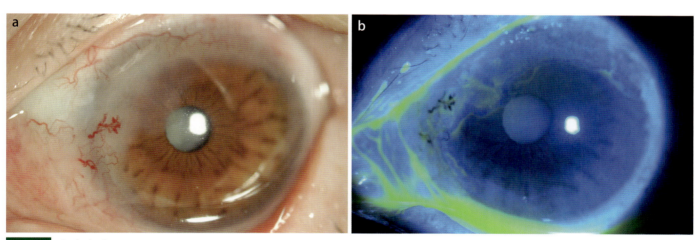

症例3　上皮内癌

a：鼻側球結膜に拡張した血管を含んだ，ほとんど隆起のない病変が角膜上皮内に侵入している．鼻側角膜は混濁しているが，その境界は不明瞭である．
b：フルオレセイン染色所見．角膜への上皮内癌の浸潤は鼻側から上方，さらに耳側にまで及んでいるのがわかる．

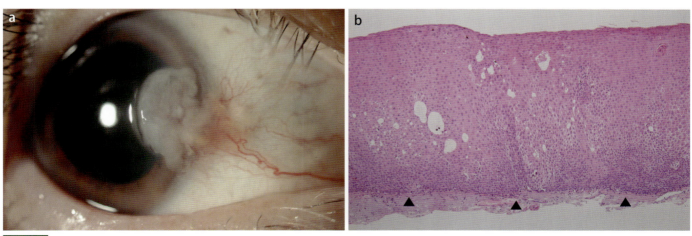

症例4　上皮内癌

a：輪部から生じ，角膜内に進展した病変．血管に乏しいため，ほとんど白色にみえる．
b：病理組織像．上皮が著しく肥厚し，細胞の極性の乱れもみられるが，基底膜（矢頭）を越えた浸潤はみられない．

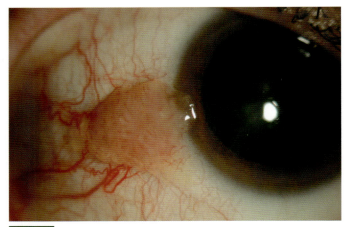

症例 5　扁平上皮癌
- 輪部付近に生じた隆起を伴う病変
- 腫瘤内には血管の芯（fibrovascular core）が観察される
- 腫瘍に向かう拡張した血管がみられる

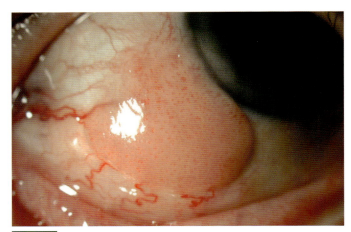

症例 6　扁平上皮癌
- 球結膜に生じた半球状の病変
- 組織学的に fibrovascular core に相当する血管の芯が多数確認される

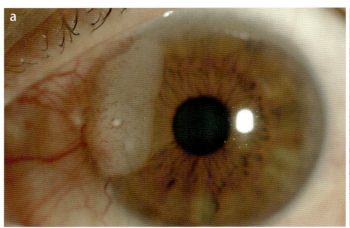
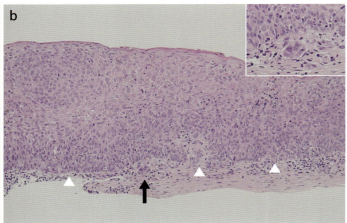

症例 7　扁平上皮癌
a：輪部〜角膜上皮内に及ぶ，比較的境界の明瞭な病変．
b：病理組織像．上皮における細胞の極性は乱れ，矢印の部分（右上に拡大図）では基底膜（矢頭）を越えて実質内への腫瘍の浸潤が認められる．実質内には炎症細胞の浸潤もみられる．

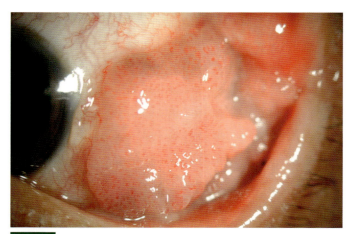

症例 8　扁平上皮癌
- 球結膜〜円蓋部に及ぶ，ややいびつな形の病変
- Fibrovascular core が明瞭に観察される

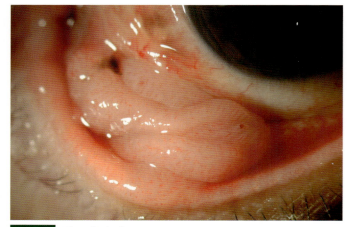

症例 9　扁平上皮癌
- 下眼瞼結膜〜下眼瞼縁にまで及ぶ病変
- Fibrovascular core が明瞭に観察される

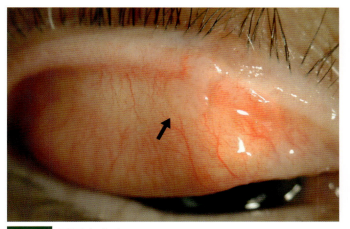

症例10　扁平上皮癌
- 上眼瞼結膜～眼瞼縁に及ぶ扁平で小さな病変（矢印）

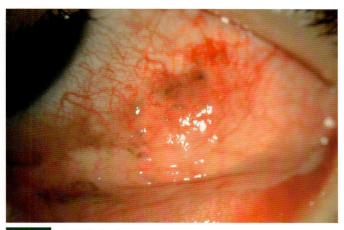

症例11　扁平上皮癌
- 球結膜～円蓋部に及ぶ，強い充血を伴った境界不明瞭な病変
- 不規則な色素沈着もみられる

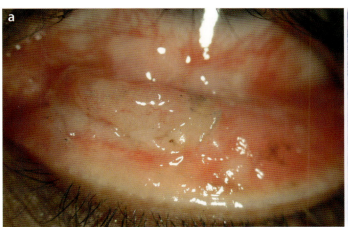
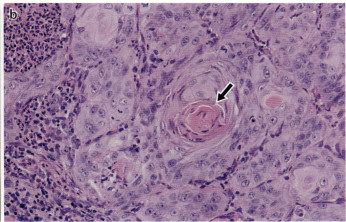

症例12　扁平上皮癌
a：下眼瞼結膜のほぼ全域に及ぶ病変がみられる．
b：病理組織像．異形成の強い上皮細胞の増殖とともに，角化組織からなる癌真珠（矢印）がみられる．好中球などの炎症細胞の浸潤もみられる．

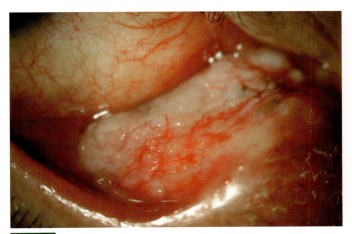

症例13　扁平上皮癌
- 下涙点を含む下眼瞼結膜鼻側から深部に及ぶ病変
- 円蓋部側に白斑症（leukoplakia）がみられる

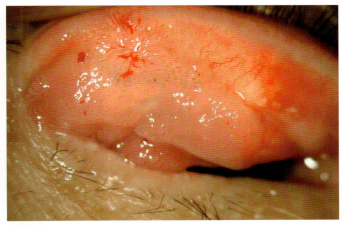

症例14　扁平上皮癌
- 上眼瞼結膜に生じた乳頭状，結節性の病変
- わずかに出血がみられる

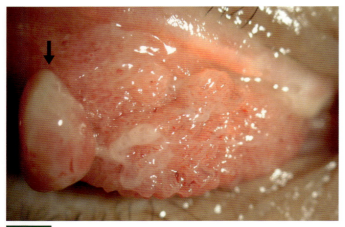

症例 15　扁平上皮癌
- 上眼瞼結膜に広範に及ぶ乳頭状に増殖した病変
- 一部は化膿性肉芽腫様の外観を呈している（矢印）

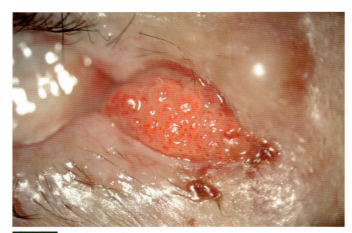

症例 16　扁平上皮癌
- 涙丘に生じた，一見，乳頭腫を思わせる病変
- 通常，良性腫瘍である乳頭腫では見ることのない出血を生じている

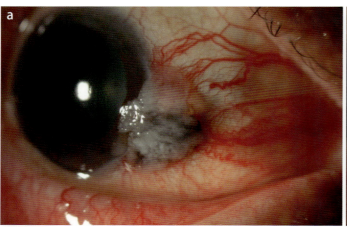
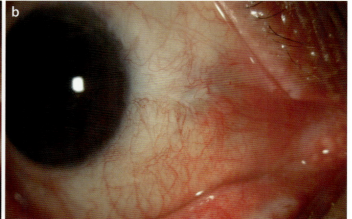

症例 17　扁平上皮癌
a：鼻側輪部の色素を伴った病変．腫瘍に向かう拡張した血管の数が著しい．
b：腫瘍切除および周囲球結膜の切開剥離と伸展による有茎結膜弁移植術後．

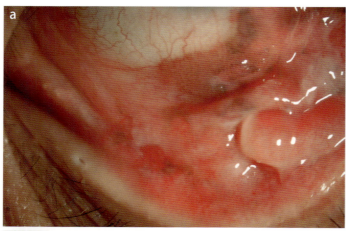
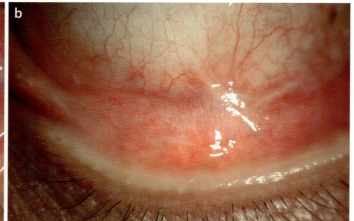

症例 18　扁平上皮癌
a：瞼結膜～円蓋部かけて広範囲に広がる，境界不明瞭で不整形な病変．
b：0.04％マイトマイシンCによる局所化学療法を施行後，球結膜と瞼結膜の病変を切除し，健常な上方球結膜を利用した遊離結膜弁移植術を施行，6か月後．わずかに瞼球癒着がみられるが，腫瘍の再発はない．

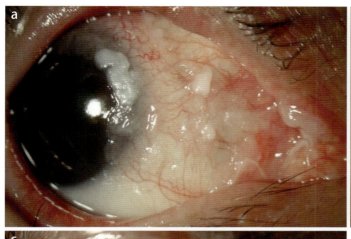
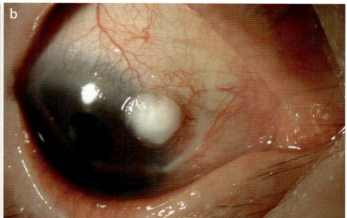
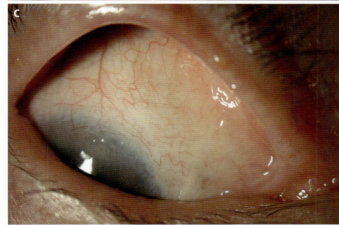

症例 19　扁平上皮癌

a：鼻側輪部〜半月ひだに及ぶ病変．角化した病巣の一部は角膜内まで侵入している．
b：0.04％マイトマイシンC点眼による治療後．輪部の角化した白色病変を除き，病巣はほぼ消失している．
c：輪部の角化した病変を切除，1年後．

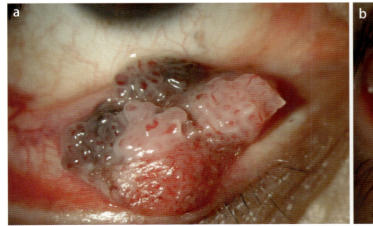
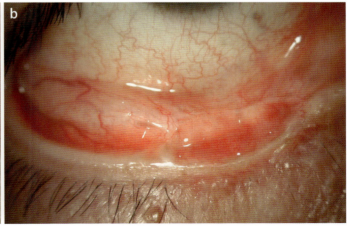

症例 20　扁平上皮癌

a：Fibrovascular core を有する多房性の下眼瞼結膜病変．増殖した乳頭状病変の一部には色素もみられる．
b：病巣の切除とマイトマイシンCの塗布，上眼瞼結膜を利用して Hughes 法に準じた下眼瞼結膜の再建術を施行，6か月後．

悪性腫瘍

悪性黒色腫（メラノーマ）
malignant melanoma

臨床像

- 結膜に生じるメラノサイト由来の悪性腫瘍で，球結膜，瞼結膜，円蓋部，涙丘など，結膜のいずれの部位からも発生しうる．
- 通常，表面が平滑で黒褐色～黒色，あるいは茶色の色調を呈する腫瘍を形成し，徐々に拡大していくとともに隆起を増していく．涙液に覆われているうちは表面に光沢があるが，丈が増すことによって表面が乾燥すると，この限りではなくなる．
- まれに無色素性のため，外観が黒褐色や黒色でないことがある．とくに再発時には原発巣とは異なり，色素に乏しく黒色を呈さないことがある．
- 週単位で大きくなっていくこともあり，この点は大きさに変化のみられない母斑や，隆起を伴うことのない原発性後天性結膜メラノーシスなどとの鑑別のポイントとなる．
- 腫瘍に向かう拡張した血管をみることが多く，進行して腫瘍が拡大すると出血をみることがある．
- *de novo* の発生例や母斑からの発生例も存在するが，原発性後天性結膜メラノーシスが先行病変として存在していることが多い．以前から球結膜や眼瞼（縁）に比較的広範囲の色素性病変があり，これが悪性黒色腫に転化した場合は，結膜と眼瞼のいずれも悪性化している可能性が高く，それぞれ増大していき，放置すれば巨大な病変となる．

ワンポイント病理学

- 黒褐色の外観を呈する悪性黒色腫では，細胞質内に豊富なメラニン色素を含んだ，やや大型の核と明瞭な核小体を有する細胞がシート状に増殖している．同じ腫瘍組織内でも，色素が豊富な部分と，ほとんどない部分が混在していることもある．核分裂像も散見される．
- 先行病変として原発性後天性結膜メラノーシスが存在していた場合には，両者の組織像が混在して観察される．

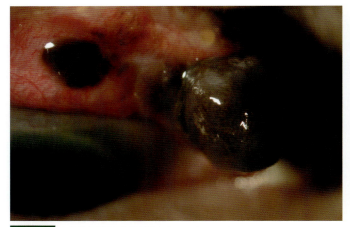

症例1 結膜悪性黒色腫（メラノーマ）
- 上眼瞼結膜から生じた球状に突出した茶褐色で光沢のある腫瘍
- 近傍の瞼結膜にほかの病巣もみられる

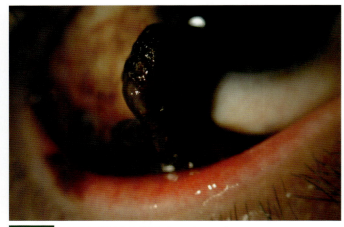

症例2 結膜悪性黒色腫（メラノーマ）
- 下方結膜円蓋部から生じた丈の高い腫瘍
- 腫瘍の先端は瞼裂から飛び出し，乾燥している
- 球結膜と瞼結膜にメラノーシスがみられる

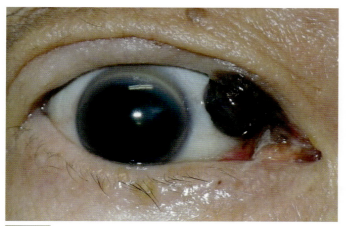

症例3　結膜悪性黒色腫（メラノーマ）
- 上眼瞼縁～瞼結膜にかけて生じた腫瘤
- 光沢のある病変が上涙点にまで及んでいる

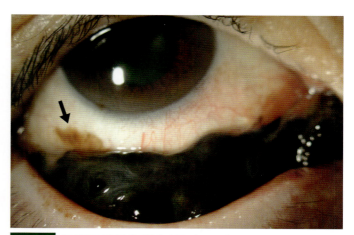

症例4　結膜悪性黒色腫（メラノーマ）
- 下方結膜円蓋部～瞼結膜にかけて広範囲に増殖した黒褐色腫瘤
- 球結膜にはメラノーシスがみられる（矢印）

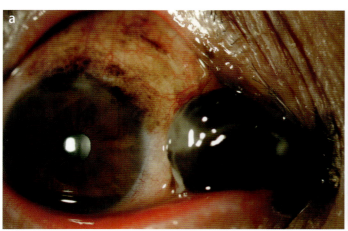
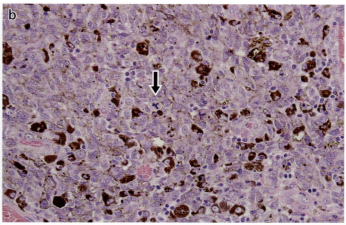

症例5　結膜悪性黒色腫（メラノーマ）
a：涙丘から生じた球状の腫瘤．上下涙点を機械的に閉塞し，流涙と眼脂を生じている．
b：病理組織像．細胞質内にメラニン色素を含んだ大型の細胞が増殖している．核分裂像もみられる（矢印）．

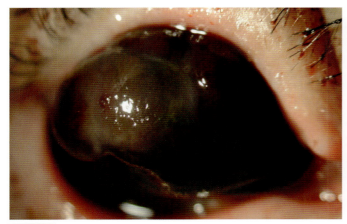

症例6　結膜悪性黒色腫（メラノーマ）
- 上眼瞼結膜から生じた大きな茶色～暗示色の腫瘤
- ふだんは上眼瞼に覆われて隠れており，血性の流涙で初めて病変の存在が発覚した

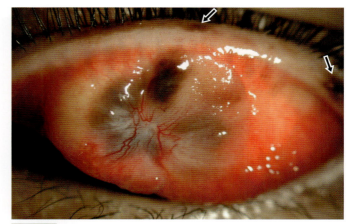

症例7　結膜悪性黒色腫（メラノーマ）
- 上眼瞼結膜の比較的扁平でひきつれた茶褐色病変
- 表層には異常な走行の血管が観察される
- 上眼瞼縁にメラノーシスを伴っている（矢印）

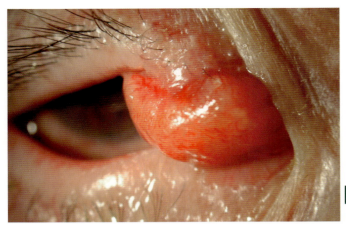

症例 8 結膜悪性黒色腫（メラノーマ）
- 鼻側の上眼瞼結膜から生じた無色素性の腫瘤

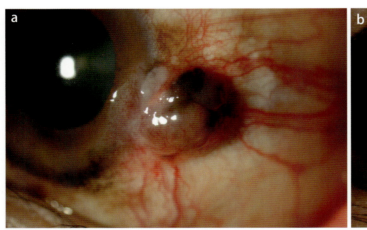 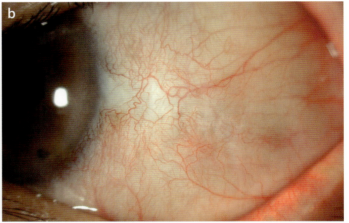

症例 9 結膜悪性黒色腫（メラノーマ）
a：輪部に生じた不整形の腫瘤．色素の分布にムラがみられる．
b：腫瘍の切除と周囲結膜による被覆，さらに術後に 0.04％マイトマイシン C の点眼治療を 4 クール施行，1 年後の所見．

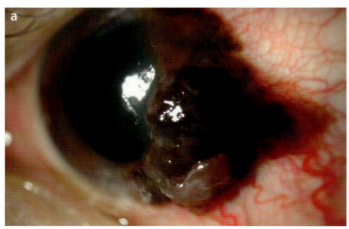 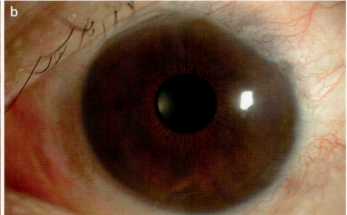

症例 10 結膜悪性黒色腫（メラノーマ）
a：耳側の輪部付近から不整形の黒褐色腫瘤が発生し，角膜上まで進展している．
b：腫瘍の切除と周囲結膜への冷凍凝固，さらに術中・術後に 0.04％マイトマイシン C を使用．術後 6 年目の所見．

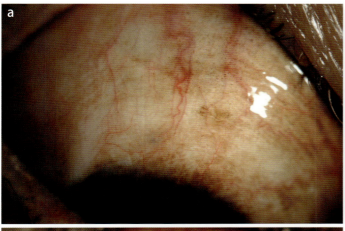
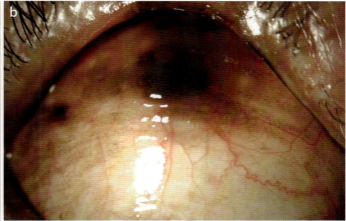
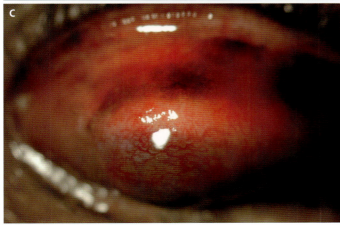

症例11 原発性後天性結膜メラノーシスから発生した結膜悪性黒色腫（メラノーマ）

a：輪部と球結膜に広がるびまん性の色素．
b：初診から4年後．3～4か月ごとの定期検査の結果，上方球結膜にわずかな隆起を伴う茶褐色の境界不明瞭な病変が発見された．切除の結果，悪性黒色腫であったため，再切除と局所化学療法を施行した．
c：初診から5年後．球結膜のメラノーマの治療から1年後に，上方瞼結膜～円蓋部の上皮下に結節状の病変がみられた．切除の結果，悪性黒色腫であった．

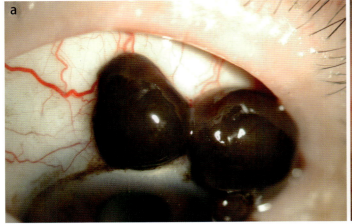
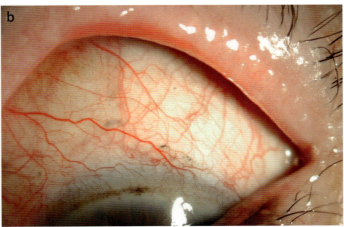

症例12 結膜悪性黒色腫（メラノーマ）

a：上方輪部付近に生じた半球状の複数の病変．
b：腫瘍の切除と周囲結膜への冷凍凝固，さらに術中・術後に0.04％マイトマイシンCを使用．2年半後の所見．

悪性腫瘍：悪性黒色腫（メラノーマ）

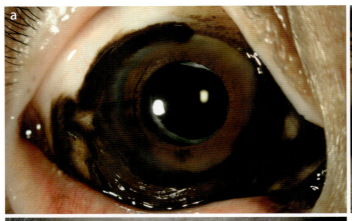
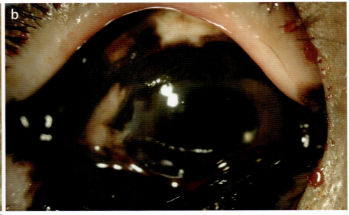
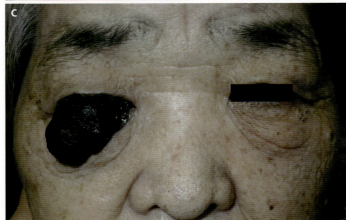

症例13 原発性後天性結膜メラノーシスおよび結膜母斑から悪性黒色腫に転化した症例

a：角膜を取り巻くような境界明瞭で扁平な黒褐色病変．生検の結果，悪性所見は確認されなかった．
b：初診から4年後．定期的に経過観察していたが，その後，受診が途絶えた．4年後の再診時にはこのように黒色病変が隆起し，広範囲に病巣が拡大していた．出血もみられる．生検の結果，悪性黒色腫であった．
c：さらに4か月後．全身状態不良のため積極的治療を行うことができず，病巣は拡大していった．

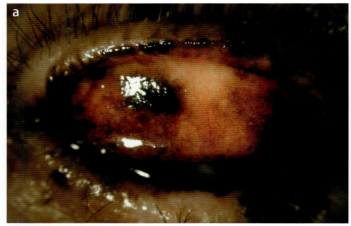
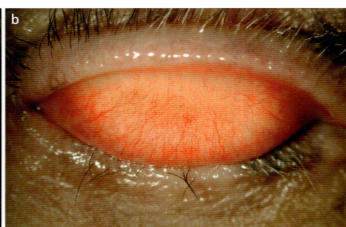

症例14 原発性後天性結膜メラノーシスから発生した結膜悪性黒色腫（メラノーマ）

a：瞼結膜とともに眼瞼縁にも不規則な色素性病変が散在している．生検の結果，いずれも悪性黒色腫であった．
b：腫瘍の切除と周囲結膜への冷凍凝固，さらに術中・術後に0.04％マイトマイシンCを使用．2年後の所見．

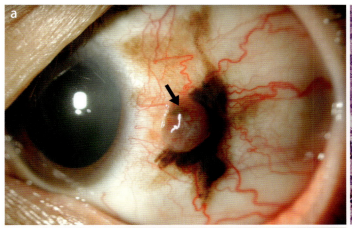
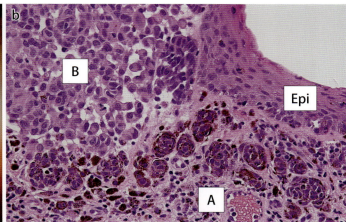
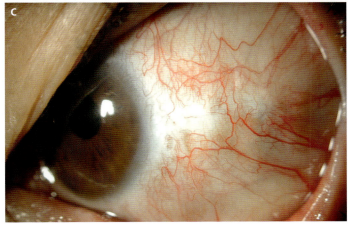

> **症例15** 結膜悪性黒色腫（メラノーマ）
>
> a：耳側球結膜に以前から存在していた母斑と，最近になって隆起してきた，やや色素の少ない半球状に隆起した腫瘤．これらの色素性病変に向かうように拡張・蛇行した血管がみられる．周囲にはメラノーシスも観察される．
> b：病理組織像．もともと存在していたと考えられる母斑（A）と，新たに生じた悪性黒色腫（B）．Epi：結膜上皮．
> c：腫瘍を切除し，周囲結膜により被覆，術後に 0.04％マイトマイシンCの点眼治療を 4 クール施行．5 年後の所見．

> **ひとり言**
>
> ### 同時に多発する悪性転化
>
> 　本来，良性疾患である結膜の母斑やメラノーシスが，なぜ，ある日を境に悪性転化を来して悪性黒色腫になってしまうのか，本当に不思議である．しかも厄介なことに，球結膜や瞼結膜のメラノーシス，眼瞼結膜の母斑，さらに眼瞼縁に母斑がみられる場合，これらがほぼ一斉にメラノーマに置き換わってしまったケースを何例か経験している．
> 　このように時を同じくして異なる部位で一斉に悪性化していく様子は，腫瘍組織の局所における遺伝子変異だけでなく，その胴元となるようなマスター遺伝子からの指令が下され，各所で同時にテロが引き起こされているかのようである．何らかの方法によってその指令さえ食い止めることができれば，悪性黒色腫にならずに済むようになるのかもしれない．

悪性腫瘍

Kaposi 肉腫
Kaposi sarcoma

 臨床像

- 下方の結膜円蓋部から発生することが多い．円蓋部に帯状の病変として発見される場合のほか，瞼結膜に結節状の隆起性病変を形成したり，球結膜側に拡大していくこともある．色調は暗赤色を呈し，発症初期には隆起を伴わないため，球結膜下出血との鑑別を要する．
- 結膜以外にも眼瞼を含む皮膚や消化器，肺，肝臓，リンパ節などにもみられる．
- 1980 年代以降，後天性免疫不全症候群（AIDS）患者の増加とともに Kaposi 肉腫を随伴する症例が増加していったが，AIDS とは無関係に発生することもある．

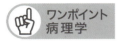 ワンポイント病理学

- 楕円形の核を有する紡錘形の細胞の増殖とともに，赤血球を含んだ不規則な形状の slit 状の管腔（vascular slit）がみられるが，内皮細胞は存在しない．
- 病巣からは原因ウイルスとされるヒトヘルペスウイルス 8 型（HHV-8）が検出される．

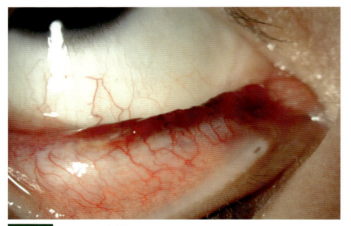

症例 1 Kaposi 肉腫
- 下眼瞼結膜の円蓋部に生じた，わずかな隆起を伴う暗赤色の病変

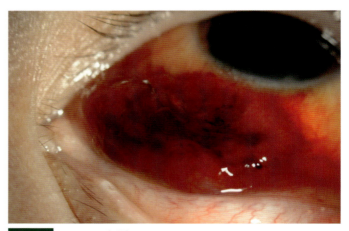

症例 2 Kaposi 肉腫
- 下方結膜円蓋部〜球結膜に及ぶ暗赤色の隆起を伴う病変
- 一見，球結膜下出血様であるが，明らかに隆起を伴っている

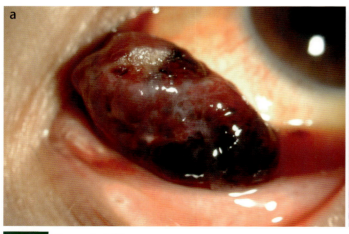

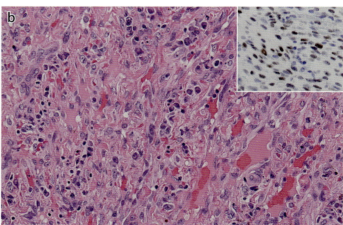

症例 3 Kaposi 肉腫
a：下方結膜円蓋部〜瞼結膜にかけて，結節状に隆起した暗赤色の充実性腫瘤．
b：病理組織像．紡錘形の細胞が増殖し，その間隙には赤血球を満たした内皮細胞のない管腔（vascular slit）がみられる．右上は免疫染色による HHV-8 陽性細胞．

鑑別疾患

化膿性肉芽腫
pyogenic granuloma

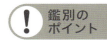 鑑別の ポイント

- 化膿性肉芽腫とは pyogenic granuloma の直訳であるが，その病名とは裏腹に病態としては化膿の要素もなければ，肉芽腫としての病理組織学的特徴もない．組織学的には増殖した毛細血管と，多核白血球やリンパ球などの多彩な炎症細胞の浸潤が主体となるが，症例によってバリエーションも多い．
- 急激に発症する結節性病変，あるいは茎を有する珊瑚様の増殖パターンを示し，多くは充血による赤い外観，あるいは薄い桃色を呈する．
- 霰粒腫が自潰したあとなどに生じやすい．抗菌薬に反応しにくい眼脂の分泌が遷延することがある．
- 自然退縮することもあるが，多くは外科的切除によって治癒する．

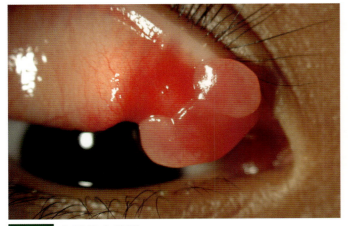

症例1　化膿性肉芽腫
- 上眼瞼結膜から生じた表面平滑でやや複雑な形状の腫瘤
- 充血の強い部分と弱い部分がある

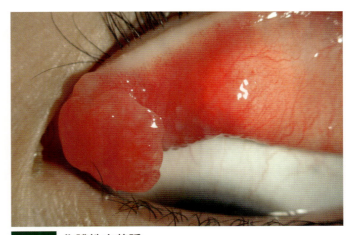

症例2　化膿性肉芽腫
- 上眼瞼結膜から生じた珊瑚様の病変
- 限局性の充血がみられる

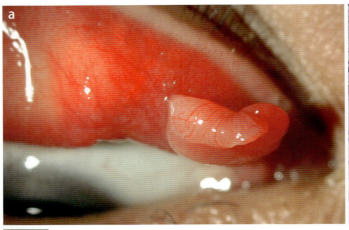
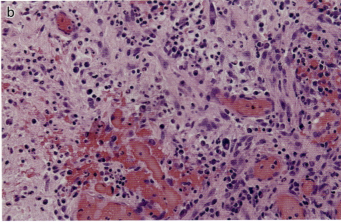

症例3 化膿性肉芽腫

a：上眼瞼結膜から突出する舌状の病変．
b：病理組織像．多数の毛細血管と間質にはリンパ球，形質細胞，多核白血球などの炎症細胞がみられる．

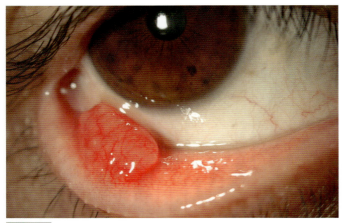

症例4 化膿性肉芽腫
- 下眼瞼結膜に生じた結節状の病変
- 周囲結膜の充血は強くない

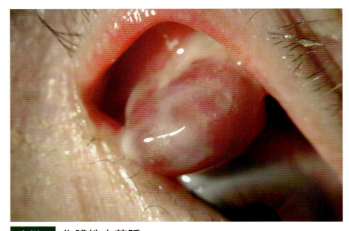

症例5 化膿性肉芽腫
- 上眼瞼結膜から突出する小豆大の暗赤色腫瘤
- 大量の眼脂がみられる

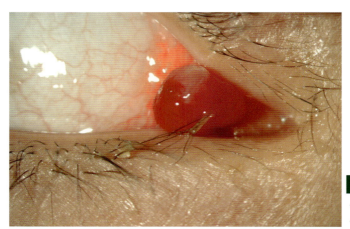

症例6 化膿性肉芽腫
- 涙丘から生じた表面平滑な赤い腫瘤
- 眼脂の分泌が多い

鑑別疾患

リンパ管拡張症
lymphangiectasia

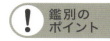

- 球結膜にしばしばみられるリンパ管拡張症は，その名のとおりリンパ管の限局性の拡張である．とくに自覚症状や充血などを生じることもなく，細隙灯顕微鏡検査によって球結膜下に円筒状の透明な管状構造が偶然に見つかることが多い．
- 単独のこともあれば，複数みられることもある．
- 結膜囊胞のほか，結膜あるいは眼窩〜結膜に及ぶリンパ管腫などと鑑別を要するが，リンパ管腫は口径が不揃い，もしくは先細りを示すことが多いのに対し，リンパ管拡張症では強弱はあるものの，その口径は比較的均一である．
- とくに治療の必要はない．

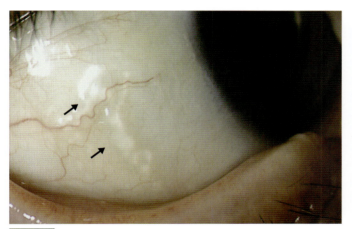

症例1　リンパ管拡張症
- 球結膜に透明で細長い管腔構造がみられる

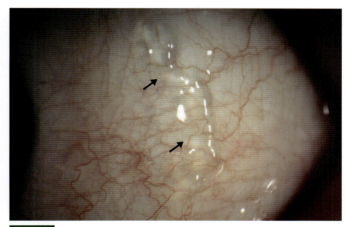

症例2　リンパ管拡張症
- 球結膜に透明な蛇行する管腔構造がみられる

鑑別疾患

球結膜浮腫
chemosis of bulbar conjunctiva

鑑別の ポイント
- 球結膜に浮腫を来す原因にはアレルギー，感染，静脈系のうっ滞などがあるが，特定の原因がなく，ステロイドをはじめとする点眼治療などにもまったく反応しない，特発性とも呼ぶべき球結膜浮腫の症例も存在する．
- 浮腫が限局している場合には，丈の低い結膜嚢胞などとの鑑別を要する．

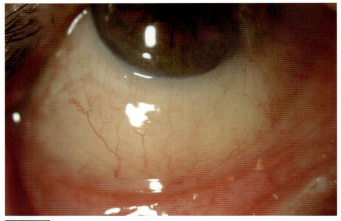

症例1　特発性球結膜浮腫
- ステロイド点眼薬などの治療に反応せず，数年にわたり改善しない原因不明の球結膜浮腫

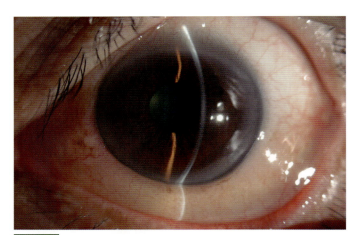

症例2　特発性球結膜浮腫
- 下方球結膜を中心に，重度の浮腫を生じていることがスリット光で確認できる

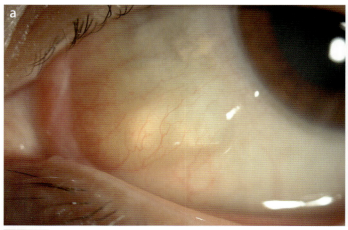
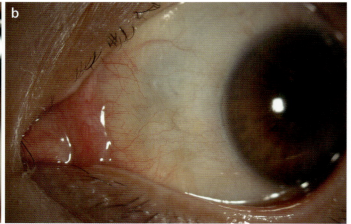

症例3　特発性球結膜浮腫
a：鼻側球結膜を中心に，比較的限局した球結膜浮腫．嚢胞にみられる壁構造は存在しない．
b：点眼薬による治療に全く反応しない状態が1年以上続いたため，結膜弛緩症に準じた外科的方法で治療を行った2か月後の所見．その後，浮腫の再発は生じていない．

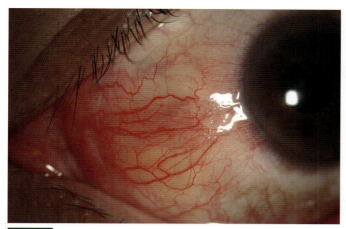

症例4 特発性球結膜浮腫
- 美容形成外科でフェイスリフト（アップ）の手術を受けたあとに生じた，遷延する球結膜浮腫
- 充血も伴っているが，点眼薬による治療には一切反応しない

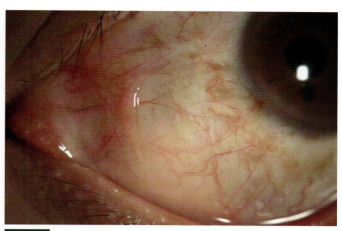

症例5 特発性球結膜浮腫
- 弛緩した結膜の部分切除と強膜への縫着術を施行，3週間後の所見
- 術後，浮腫とともに充血も軽減し，再発も来していない

> **ひとり言**
>
> ### たかが結膜浮腫，されど浮腫
>
> 年にほんの数例ではあるが，原因のわからない，眼窩を含めた眼付属器にも何ら異常のない，ただ球結膜の浮腫が遷延している症例に遭遇する．**症例4**のように明らかにリンパ流のうっ滞を来しそうな病歴や治療歴がある場合は別として，ステロイドの点眼も内服もまったく無効の特発例が存在する．主な症状は異物感や流涙であることが多いが，整容的にも涙目のように見えることがある．
>
> 希望が強い場合には外科的に修復し，その結果，多くは事なきを得ているが，何となく合点のいかない病態である．

鑑別疾患：球結膜浮腫

鑑別疾患

眼窩脂肪ヘルニア
orbital fat herniation

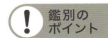 鑑別のポイント

- Tenon 嚢が脆弱化することによって眼窩脂肪が球結膜側に脱出する眼窩脂肪ヘルニアは，診断に迷うことこそは少ないが，分離腫であるデルモリポーマ（リポデルモイド）は脂肪ヘルニア同様，上耳側球結膜にみられ，黄色調を呈することから鑑別の対象となる．
- 眼窩脂肪ヘルニアは通常，ドーム状の隆起を呈し，結膜側の断端は角膜輪部の円弧とは逆方向の円弧を呈するのに対し，デルモリポーマは比較的均一かつ丈の低い病変のことが多く，結膜側の断端は輪部に平行な円弧を示すことから鑑別される．
- ほとんどの症例は上耳側球結膜下に脂肪の脱出がみられるが，ごくまれに鼻側の脱出例に遭遇する．

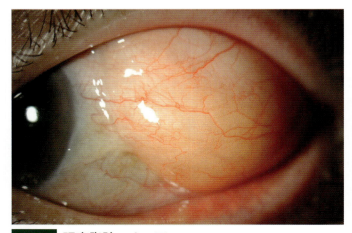

症例1 眼窩脂肪ヘルニア
- 上耳側にみられる表面平滑で境界明瞭な黄色調の隆起性病変
- 隆起の辺縁は輪部の円弧に対して逆方向の円弧を描いている

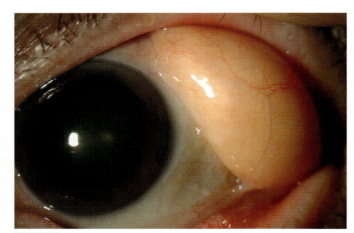

症例2 眼窩脂肪ヘルニア
- 症例1よりさらに丈の高い，脱出量の多い脂肪ヘルニア

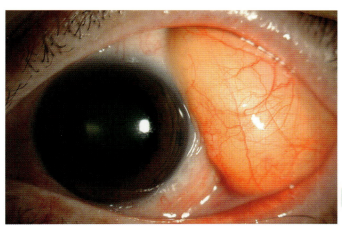

症例3 眼窩脂肪ヘルニア
・脱出した脂肪組織に一致して，球結膜の充血が強い例

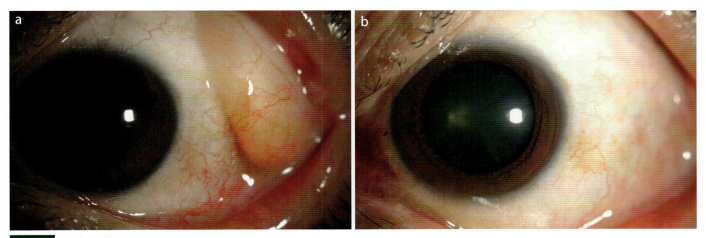

症例4 眼窩脂肪ヘルニア

a：治療前．
b：脱出した脂肪を切除し，Tenon 嚢を強膜に縫着．術後，長期にわたり再発はない．

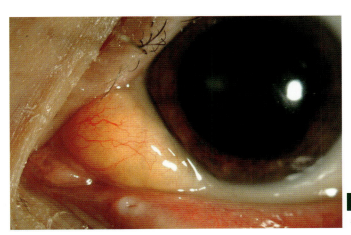

症例5 眼窩脂肪ヘルニア
・めずらしい鼻側からの脱出例

鑑別疾患

肉芽腫
granuloma

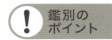

- 何らかの異物(睫毛,化粧品,金属,鉛筆の芯など)が結膜下に迷入すると,異物の周囲に類上皮細胞や巨細胞を伴う肉芽腫性炎症を生じ,結節性の隆起性病変を生じた際には結膜腫瘍と鑑別を要することになる.
- 急性炎症を伴えば充血による発赤を示す.
- 原因を特定することのできない,非特異的な肉芽腫も散見される.

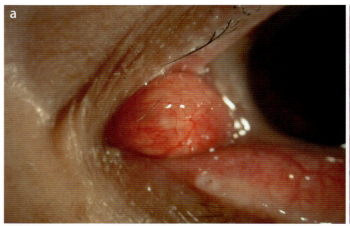
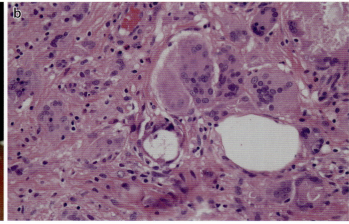

症例1 非特異的結膜肉芽腫
a:涙丘に充血を伴った球状の腫瘤がみられる.
b:病理組織像.多核巨細胞を伴う肉芽腫がみられる.

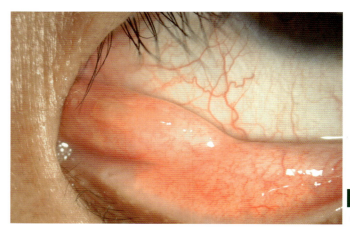

症例2 非特異的結膜肉芽腫
- 鼻側結膜円蓋部にみられる表面の平滑な隆起性病変

鑑別疾患

アミロイドーシス
amyloidosis

> **鑑別のポイント**
> - アミロイドーシスは，結膜のいずれの部位にも生じる可能性がある．通常は限局性アミロイドーシスとして発生し，全身性アミロイドーシスの部分症状として眼部に発生することはまれである．その外観は充血を伴った黄色調を呈する隆起性病変であるが，サーモンピンク様に近い色調のこともある．
> - 球結膜に生じた場合はいわゆる結膜浮腫様の外観を呈し，円蓋部に生じた場合はMALTリンパ腫などのリンパ増殖性疾患との鑑別が問題になる．

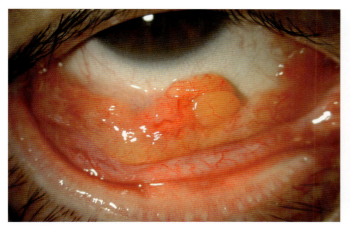

症例1 アミロイドーシス
- 下眼瞼結膜の円蓋部を中心に，充血を伴った黄色調で不規則な形状の腫瘤がみられる

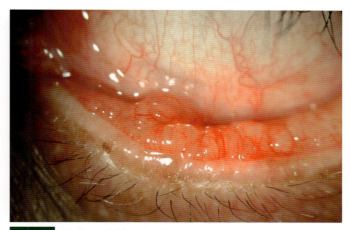

症例2 アミロイドーシス
- 下眼瞼結膜に充血を伴った瘤状の隆起性病変がみられる

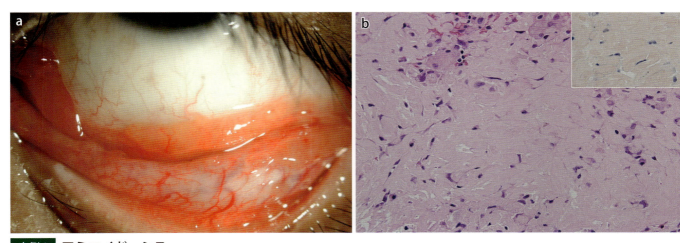

症例3 アミロイドーシス
a：下眼瞼結膜円蓋部に帯状に広がる病変．臨床的にはリンパ増殖性疾患，とくにMALTリンパ腫が強く疑われる所見である．
b：病理組織像．好酸性の均質な沈着物がみられる．細胞成分に乏しく，Congo red染色が陽性である(右上)．

鑑別疾患

睫毛による涙腺導管炎
dacryoadenitis associated with eyelash

鑑別のポイント

- あまり眼科のテキストには記載のない疾患であるが，意外に症例は多い．外眼角にみられる亜急性〜慢性の，限局性で結節様の隆起を伴う炎症で，炎症が強い時期には発赤と周囲結膜の充血を伴い，眼脂も多くみられる．比較的炎症の落ち着いた時期では内部に黄色調の内容物がみられ，その中にはしばしば睫毛が観察される．睫毛は1本のこともあれば複数のこともある．
- 涙腺嚢胞や化膿性肉芽腫，さらには麦粒腫や霰粒腫と間違えられやすいが，臨床経過や眼脂の多い点，睫毛の存在などから鑑別される．

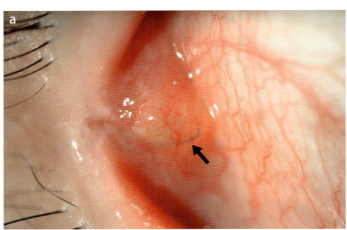
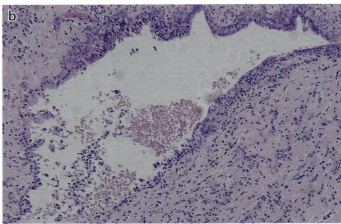

症例1 涙腺導管炎

a：外眼角に黄色調の腫瘤と局所的な充血がみられる．腫瘤の内部には睫毛が観察される（矢印）．
b：病理組織像．数層の上皮細胞からなる涙腺の導管周囲に多数の炎症細胞の浸潤がみられる．導管の内腔には炎症細胞と赤血球がみられる．

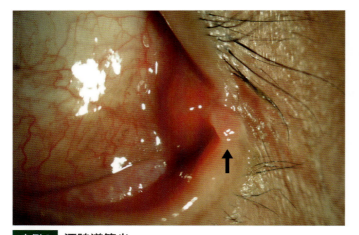
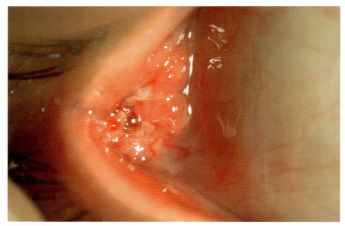

症例2 涙腺導管炎
- 外眼角に発赤を伴った腫瘤がみられる
- 化膿性肉芽腫を併発している（矢印）

症例3 涙腺導管炎
- 外眼角部にみられる肉芽組織様の複雑な形状を有する隆起性病変
- 眼脂を伴っている

鑑別疾患

石灰化強膜プラーク
calcifying scleral plaque

鑑別のポイント

- 主に高齢者の3時または9時方向の外眼筋付着部付近の強膜に，灰白色～黄白色調の不整形でほぼ平坦な限局性石灰化病変がみられることがある．通常は無症状であり，眼科受診時に偶然発見されることが多い．
- 非進行性で治療の必要はない．
- 特に鑑別の対象となる疾患はないが，X線CTでは病変に一致した石灰化像がみられ，結膜の骨性分離腫との鑑別を要するが，石灰化強膜プラークは隆起のない点が異なる．
- 同様にX線CTで眼球壁に石灰化像を認める脈絡膜骨腫は，眼底後極部，とくに視神経乳頭周囲にみられることが多い．

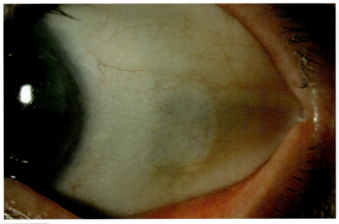

症例1 石灰化強膜プラーク

- 灰白色の強膜内の境界明瞭な病変で，内外眼筋の付着部にみられることが多いが，この症例は外直筋付着部にも生じていた

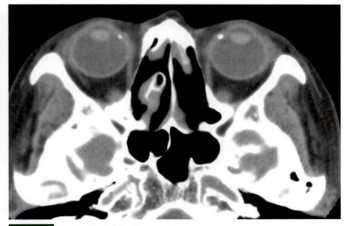

症例2 石灰化強膜プラーク

- X線CTで内直筋付着部の病変に一致した高吸収域が観察される

鑑別疾患

結節性強膜炎
nodular scleritis

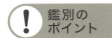
鑑別の
ポイント

- 強膜炎にはびまん性強膜炎のほか，限局性に強膜に炎症を生じ，時に隆起を伴う結節性強膜炎がある．
- 強膜炎は疼痛を伴うことも多く，通常は充血の状態や治療（主にステロイドの局所投与）に対する反応性から診断可能であるが，症例によってはMALTリンパ腫や反応性リンパ組織過形成などのリンパ増殖性疾患や血管腫などとの鑑別を要することがある．

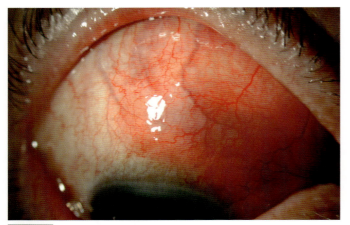

症例1　結節性強膜炎
- 球結膜にわずかな隆起を伴った限局性の強膜の炎症がみられる

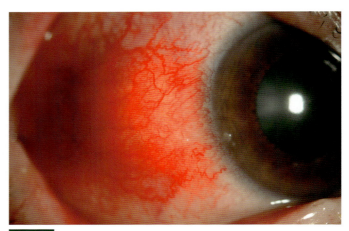

症例2　結節性強膜炎
- 耳側球結膜に著しい充血を伴った限局性の隆起性病変がみられる

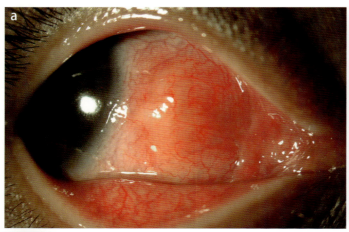

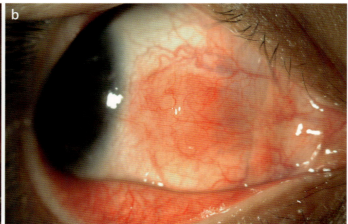

症例3　結節性強膜炎
a：鼻側球結膜に明らかな隆起を伴った，わずかに黄色調を帯びた病変がみられる．
b：ベタメタゾンの点眼開始から2週間後の所見．眼痛と充血は軽減し，隆起性病変もやや平坦化している．

参考文献

- 沖坂重邦(編):眼病理アトラス.文光堂,1992.

- Spencer WH:Ophthalmic Pathology. An atlas and textbook(4th ed). Volume 1 & 4, WB Saunders, 1996.

- 石橋達朗(編):いますぐ役立つ眼病理.眼科プラクティス 8.文光堂,2006.

- 後藤 浩(編):見た目が大事! 眼腫瘍.眼科プラクティス 24.文光堂,2008.

- 大島浩一,後藤 浩(編):知っておきたい眼腫瘍診療.眼科臨床エキスパート.医学書院,2015.

- JA Shields, CL Shields:Eyelid, Conjunctival, and Orbital Tumors. An Atlas and Textbook (3rd ed). Lippincott Williams & Wilkins, 2015.

索引

欧文索引

A
abscess 73
acanthosis 11, 16
acquired capillary hemangioma 32
amyloidosis 79, 153
apocrine hidrocystoma 26
atheroma 19

B
basal cell carcinoma 42
basal cell epithelioma 42

C
calcifying epithelioma 23
calcifying scleral plaque 155
carcinoma in situ 132
cavernous hemangioma 32
chalazion 68
chemosis of bulbar conjunctiva 148
choristoma 99
 ——, osseous 125
cleaved cell 131
congenital hemangioma 32
conjunctival cyst 106
conjunctival nevus 87
cornea and conjunctival intraepithelial neoplasia(CCIN) 132
cutaneous horn 16
cyst of sweat gland 26
cystic tumor 19

D
dacryoadenitis associated with eyelash 154
dacryops 109
dense core granule 66
dermoid cyst 19
dermolipoma 101
diffuse large B cell lymphoma(DLBCL) 63

ductal cyst of lacrimal gland 109
dyskeratosis 16, 61

E
ectropion of eyelid 76
epidermal cyst 19
epidermal inclusion cyst 19
epidermoid cyst 19
excisional biopsy 120

F
fibroma 38
fibrovascular core 103, 132

G
germinal center 116, 126
Goldenhar 症候群 99
granuloma 152

H
hair follicular tumor 23
hemangioma 32, 113
human herpes virus8(HHV-8) 144
human papilloma virus(HPV) 103, 132
hyperkeratosis 11, 16
hyperplasia of sebaceous gland 29, 118

I
IgG4 関連眼疾患 40
incisional biopsy 120
infantile hemangioma 32
intratarsal keratinous cyst 111

K
Kaposi 肉腫 144
keratin pearl 61, 132
keratoacanthoma 16

L
lacrimal canaliculitis 74
leukoplakia 132
limbal dermoid 99
lipodermoid 101
lymphangiectasia 147
lymphangioma 115
lymphoma 126

M
malignant lymphoma 63
malignant melanoma 138
melanocytosis, ocular 98
Merkel 細胞癌 66
milium 19
molluscum contagiosum 77
mucosa associated lymphoid tissue（MALT）リンパ腫
 ——, 眼瞼 63
 ——, 結膜 126
Muir-Torre 症候群 51
myxoma 123

N
neurofibroma 36, 121
nevocytic nevus 6
nevus 6
 ——, conjunctival 87
 ——, nevocytic 6
 —— of Ota 6
nodular scleritis 156

O
ocular melanocytosis 98
ocular surface squamous neoplasia（OSSN） 132
orbital fat herniation 150
osseous choristoma 125

159

P

pagetoid spread 51, 60
palisading 42
papilloma 103
pedincular 51
pilomatricoma 23
pleomorphic adenoma 39
primary acquired melanosis (PAM) 96
pyogenic granuloma 145

R・S

reactive lymphoid hyperplasia 116

sarcoidosis 78
schwannoma 122
sebaceous gland carcinoma 51
seborrheic keratosis 11
shadow cell 23
squamous cell carcinoma 61, 132
sweat gland tumor 26
syringoma 26

T

Touton 型 124
trichoblastoma 23
trichofolliculoma 23

V

varix 113
vascular slit 144
verruca senilis 11
von Recklinghausen 病 36, 121

X

xanthelasma 31
xanthogranuloma 124
xanthoma 31, 124

和文索引

あ

アカントーシス 11
アポクリン汗囊胞 26
アミロイドーシス
　——, 眼瞼 79
　——, 結膜 153
悪性眼瞼腫瘍
　—— の好発年齢 3
　—— の頻度 2
　—— を疑う肉眼所見上の特徴 3
悪性結膜腫瘍
　—— の頻度 82
　—— を疑う肉眼所見上の特徴 83
悪性黒色腫, 結膜 138
悪性リンパ腫
　——, 眼瞼 63
　——, 結膜 126

い

異常角化 16, 61
苺状血管腫 32
陰影細胞 23

お

黄色腫
　——, 眼瞼 31
　——, 結膜 124
黄色肉芽腫 124
黄色板症 31
太田母斑
　——, 眼瞼 6
　——, 結膜 98

か

化膿性肉芽腫 145
過角化 11, 16
海綿状血管腫
　——, 眼瞼 79
　——, 結膜 153
角化棘細胞腫 16
汗管腫 26
汗腺系腫瘍, 眼瞼 26
汗囊胞 26
眼窩脂肪ヘルニア 150
眼瞼外反 76

眼瞼腫瘍
　—— の紹介 5
　—— の頻度 2
眼瞼母斑 6
　—— の手術適応 10
眼瞼毛包系腫瘍 23
眼メラノサイトーシス 98
癌真珠 61, 132

き

基底細胞癌 42
基底細胞上皮腫 42
偽角質囊胞 11
球結膜浮腫 148
球結膜母斑 87
強膜炎, 結節性 156
境界母斑 6

け

ケラトアカントーマ 16
茎状突出型脂腺癌 51

血管腫
　──，眼瞼　32
　──，結膜　113
結節潰瘍型基底細胞癌　42
結節性強膜炎　156
結膜腫瘍
　── の好発年齢　82
　── の紹介　86
　── の頻度　82
結膜上皮内新生物　132
結膜上皮封入嚢腫　106
結膜嚢胞　106
　── の治療　108
結膜母斑　87
結膜メラノーマ　138
瞼結膜母斑　87
原発性後天性結膜メラノーシス　96

こ
後天性毛細血管腫　32
硬性線維腫　38
骨性分離腫　125

さ
サーモンピンク様　83, 126, 153
サルコイドーシス　78
霰粒腫　68
　──，脂腺癌との鑑別　68

し
脂腺過形成
　──，眼瞼　29
　──，結膜　118
　──，脂腺癌との鑑別　120
脂腺癌　51
脂腺腫
　──，眼瞼　29
　──，結膜　118
脂漏性角化症　11
　── の診断　15
睫毛による涙腺導管炎　154
上皮内癌　132
静脈瘤　113
神経鞘腫　122

神経線維腫
　──，眼瞼　36
　──，結膜　121
真皮母斑　6

せ
生検
　──，眼瞼腫瘍　5
　──，結膜腫瘍　85
切開生検　120
切除生検　120
石灰化強膜プラーク　155
石灰化上皮腫　23
先天性血管腫　32
線維腫　38
全摘出
　──，眼瞼腫瘍　5
　──，結膜腫瘍　85

た・て・と
多形腺腫　39
デルモリポーマ　101
　──，眼窩脂肪ヘルニアとの鑑別　150
　── の治療　102
伝染性軟属腫　77
特発性球結膜浮腫　148

な・に
軟性線維腫　38
肉芽腫　152
乳児血管腫　32
乳頭腫　103
　── の治療　105

ね
粘液腫　123
粘膜関連リンパ組織リンパ腫　63

の
膿瘍　73
嚢胞性腫瘍，眼瞼　19

は
胚中心　116, 126
白斑症　132
反応性リンパ組織過形成　116
斑状強皮症型基底細胞癌　42

ひ
ヒトパピローマウイルス　103, 132
ヒトヘルペスウイルス8型　144
びまん性大細胞型リンパ腫　63
皮角　16
稗粒腫　19
表在型基底細胞癌　42
表皮封入嚢胞　19
表皮様嚢胞　19

ふ
複合分離腫　125
複合母斑　6
粉瘤　19
分離腫　99
　──，骨性　125

へ
扁平上皮癌
　──，眼瞼　61
　──，結膜　132

ほ
母斑
　──，眼瞼　6
　──，結膜　87
　── の手術適応　10
母斑細胞性母斑　6
泡沫細胞　31

ま
マイボーム腺角質嚢胞　111
マントル細胞リンパ腫　126

み・め

水いぼ 77
メラノーシス 96
メラノーマ, 結膜 138
メラノサイトーシス
　——, 眼瞼 6
　——, 結膜 98

も・ゆ

毛芽腫 23
毛母腫 23
毛包系腫瘍, 眼瞼 23
毛包腫 23
有芯顆粒 66

り

リポデルモイド 101
　——, 眼窩脂肪ヘルニアとの鑑別 150
リンパ管拡張症 147
リンパ管腫 115
良性眼瞼腫瘍
　—— の手術適応 10
　—— の頻度 2
良性結膜腫瘍の頻度 82
良性と悪性の見分け方
　——, 眼瞼腫瘍 3
　——, 結膜腫瘍 82
輪部デルモイド 99

る

涙丘母斑 87
涙小管炎 74
涙腺導管炎, 睫毛による 154
涙腺導管嚢胞 109
涙腺嚢胞 109
涙点母斑 87
類皮嚢胞 19
類表皮嚢胞 19
　—— の治療 22

ろ

濾胞性リンパ腫 126
老人性疣贅 11